やってみよう
矯正歯科治療

広島大学名誉教授
山内 和夫 著

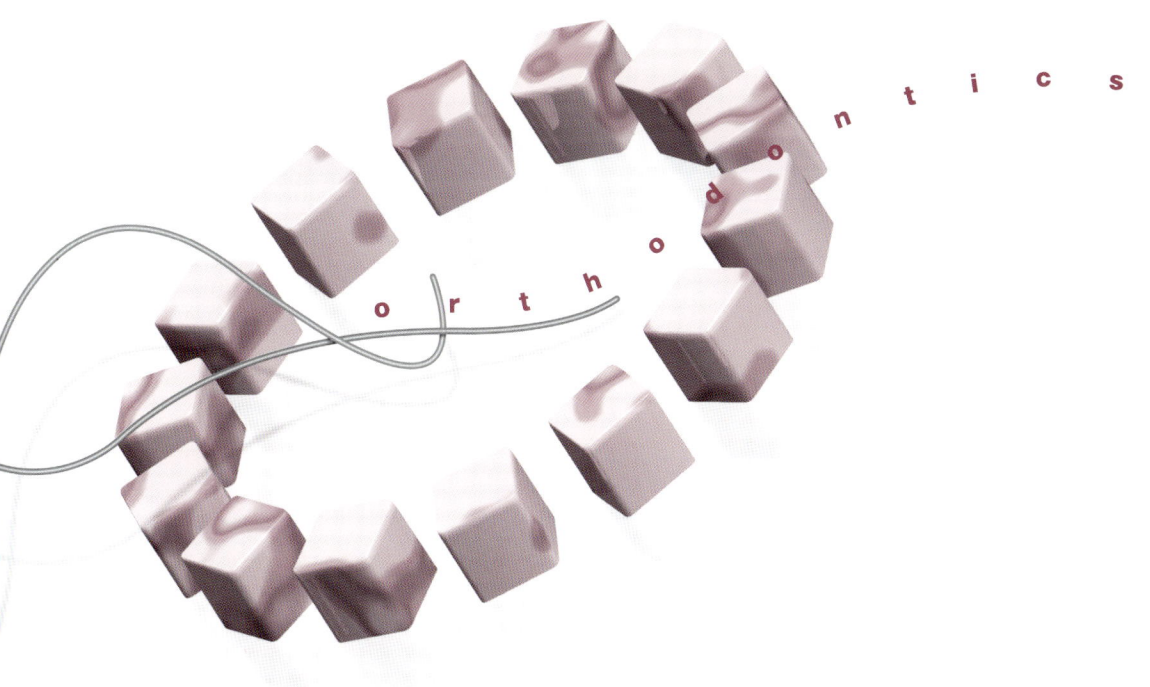

医歯薬出版株式会社

This book was originally published in Japanese
under the title of :

YATTEMIYOU KYOUSEISHIKA-CHIRYOU
(Let's try to do Orthodontic Practice)

YAMAUCHI, Kazuo
 Emeritus Professor, Hiroshima University School of Dentistry

© 2001 1st ed.

ISHIYAKU PUBLISHERS, INC.
 7-10, Honkomagome 1 chome, Bunkyo-ku,
 Tokyo 113-8612, Japan

まえがき

　矯正歯科治療が，医療の一端を担うものであるかぎり，国民の誰でもが容易に，安心して受けられるものでなければなりません．そのためには，長期間にわたる定期的な通院のしやすさ，術後のアフターケアの確保など，患者さんの便宜を考えると，それは本来，馴染みの歯科医院（かかりつけの歯科医院）の役割であり，特定の矯正歯科専門医のみを頼りにすべきではありません．

　難度の高い不正咬合や顎変形症などは別としても，治療を要する不正咬合の半数以上は，意欲的な歯科医師なら誰でもが，わずかな勉学努力により，かなりの程度まで矯正治療が可能なほどに治療手法が進歩（簡易化）してきました．

　ただし，治療手法の簡易化は，歯の移動に関してもっとも基本的な，必須の知識と手間を等閑にすると，とんでもなく危険な事態をひき起こすことになります．このことは十分，頭に畳み込んでおいてください．

　わたくしは，新たな試みに挑戦していただく歯科医師の方がたのために，東京（大都市）と松江（地方都市）での，それぞれ230回以上にわたる一般開業歯科医師2グループへの研修指導経験を踏まえ，こうあって欲しいとの本音を伝えたい思いからこの冊子を手掛けることにしました．

　本書では，マルチブラケット装置を取り上げ，そのなかでもストレート・アーチワイヤー法を主体として，比較的問題の少ない症例を治療するための心得と手法について，基礎的な事項を記しました．

　また，ここで取り上げなかった唇・舌側弧線法にしても，機能的矯正法にしても，適応症例を選べば，素晴らしい効力を発揮します．しかし，これらの装置は見かけ上，比較的単純なだけ，いっそうその使用手技には微妙なむずかしさがあります．

　矯正歯科治療は本来，治療が確実であれば，装置は簡単なほどよいことはいうまでもありません．ただ，治療のほとんどのケースで多数歯の三次元的な移動が要求されます．それにはどうしてもマルチブラケット装置が必要となります．したがって，この手法を手がける術者にとって本書は不可欠なものとなります．

本書では同じことの説明や図が，二度三度と異なった章で記されている場面があります．これはできるだけ，読まれる方の便宜を考えてのことですので，お許しください．

　また，本書のなかで記し忘れていることも多くあると思いますが，さらに研鑽を積んで，多くの患者さんのために役立ててください．本書が，矯正歯科治療を日常の臨床のなかに取り入れたいと考ている歯科医師の方がたの実践書となり，それにより不正咬合で悩んでいる多くの患者さんが，その治療の恩恵にあずかれるならば，著者のこれにすぎた喜びはありません．

　なお，写真はすべて，元広島大学講師で，現在，井藤矯正歯科医院の井藤一江先生から症例とその説明文の提供をいただきました．ここに感謝とお礼を申しあげます．

　終わりに，筆者の無理難題を心よく受け入れていただいた医歯薬出版株式会社のご好意に心からお礼を申しあげます．

2001年6月15日

山 内 和 夫

目次 CONTENTS

はじめに ⅲ

1章 矯正歯科って何だろう ……………………………………………1
A 矯正治療の終局的目標はどこに／1
　1.治療技術上の目標　2.生理・病理・心理学上の目標
B 不正咬合は悪者か？／2
C やっぱり不正咬合は悪者だ！／3
D 集団中に不正咬合者はどのくらいいるの？／3
　1.不正咬合のあり方　2.不正咬合者の割合と矯正装置を装着している人の割合
E 矯正治療が必要な人びとの掘り起こしをどうする？／5
　1.要矯正治療者とかかりつけ歯科医との数の推定　2.不正咬合に関連する啓蒙の展開

2章 歯列と咬合のあり方を考えよう ……………………………………7
A 健全な歯列と咬合を考える／7
B 正常咬合ってなんだ！／7
　1.正常咬合の要件　2.解剖学的正常咬合　3.個性正常咬合　4.機能正常咬合
C 対咬関係は矯正治療の来院ごとに必ずよく観察しよう／11
　1.上下顎第一大臼歯間の対咬関係　2.上下顎犬歯の対咬関係
　3.上下顎小臼歯間の対咬関係　4.上下顎第一大臼歯間の特殊な対咬関係
　5.歯根咬合論の追究

3章 どっちが大事：歯の移動と固定 ……………………………………15
A 歯の移動の仕方／15
B 歯を移動するときに歯根とその周囲組織に何が起きているのか／16
　1.歯の初期移動　2.歯の移動の停滞期　3.移動第2期
C 歯を移動させるための固定／18
　1.固定の強さとその利用　2.固定の種類

4章 どうして決めるの矯正力？ …………………………………………22
A 適正な矯正力／22
B 矯正力の種類／23

CONTENTS

5章 もう一度見直そう不正咬合—その種類と処置の思案 ……………………… **24**
 A 上顎前突（いわゆる出っ歯）／24
  1.AngleⅡ級1類の場合 ● 2.AngleⅠ級の場合
 B 下顎前突（いわゆる受け口）／28
  1.AngleⅢ級の場合 ● 2.AngleⅠ級の場合
 C 過蓋咬合と開咬の場合／29
 D 叢生歯列の場合／29
 E 空隙歯列の場合／30
 F 交叉咬合（側方偏位咬合）の場合／31

6章 ほんとに必要？ 歯の抜去 ……………………… **32**
 A 歯の大きさについて／32
 B 抜歯か非抜歯か／32
  1.上顎第一大臼歯の遠心移動と第二・第三大臼歯の抜去について
  2.小臼歯の抜去について ● 3.その他の抜去

7章 歯の排列スペースを考えよう ……………………… **36**
 A 排列スペースと空隙歯列／36
 B 排列スペースの不足／36
 C 排列スペース算定の方法／38

8章 ないと危険だ採得資料 ……………………… **39**
 A 初診時の問診調査事項／39
 B 初診時の観察事項／39
 C 歯列の石膏模型／40
  1.咬合面観での観察 ● 2.唇面，頰面および舌面観での観察 ● 3.模型の計測
 D 正面と側面の顔写真／41
 E パノラマX線写真および必要部分のデンタルX線写真／41
 F 頭部X線規格写真／42
  1.側面X線写真 ● 2.正面X線写真
 G その他の検査など／42

9章 横顔の口許をよく観てみよう ……………………………………………………………… 43
A 不正咬合の基本的な構成内容／43
B 見掛け上の口許の良否／43

10章 マルチブラケット法を理解しよう ……………………………………………………… 46
A マルチブラケット装置について／46
　1.装置の概要 ● 2.ブラケットの設計とその役割
　3.ワイヤーの性質とその利用 ● 4.ブラケット間距離とワイヤーの屈曲

11章 ワイヤーの屈曲と歯の動き方を考える ……………………………………………… 57
A 屈曲の基本型とその効果／57
　1.ファースト・オーダー・ベンド（一次面屈曲）2.セカンド・オーダー・ベンド（二次面屈曲）
　3.サード・オーダー・ベンド（三次面屈曲）
B ワイヤーの屈曲位置の違いによる歯への作用の違い／62
　1.歯を圧下または挺出させる力 ● 2.歯を頬側または舌側へ移動する力

12章 知っておこう付加的弾線，弾力ゴムは必需品 ……………………………………… 64
A 犬歯の遠心移動（牽引）用弾線：セクショナル・リトラクション・ワイヤー／64
B 歯の整直用弾線：アップライト・スプリング／64
C 歯の近・遠心的移動用コイル・スプリング／64
D 歯列弓拡大用スプリング／67
E 牽引用の各種弾力ゴム／67

13章 装置の部品を準備する ………………………………………………………………… 69
A 大臼歯用バンド／69
B ブラケットとチューブ／69
　1.ブラケット ● 2.チューブ
C ワイヤー類／70
D 弾力線と弾力ゴム／71
　1.弾力線 ● 2.弾力ゴム ● 3.拡大用弾線
E 加強固定用舌側装置／72
F 下顎加強固定用リップバンパー／73

CONTENTS

14章 アイディアル・アーチフォームって何だ？ ……………………………………………………74

15章 仮想症例でトレーニングしよう …………………………………………………………………76
　A 一般的な術式の手順／76
　　　1.レベリング　●2.犬歯の遠心移動　●3.切歯群の後方移動　●4.最終仕上げ
　B 仮想症例の治療方針と治療の進め方について／78
　　　1.AngleⅡ級1類抜歯症例の場合　●2.AngleⅢ級抜歯症例の場合

16章 困ったもんだ保定には ………………………………………………………………………………87
　A 保定の泣きどころ／87
　B 保定とは／87
　C 保定の期間／87
　D 保定の方法／88
　　　1.保定装置の種類

17章 こんな症例は専門医にどうぞ …………………………………………………………………90
　A 叢生歯列／90
　B 上顎前突および過（被）蓋咬合／90
　C 反対咬合／91
　D 開咬／91
　E その他／91

18章 ついうっかりと忘れるな，知らずにいるとミスするよ！ ……………………93
　A 犬歯の遠心移動に際して／93
　　　1.移動量の適否の判断　●2.犬歯のⅠ級関係達成における過誤
　B 小臼歯・大臼歯の　・舌的植立方向の問題／95
　C 歯列における歯のわずかな低位・高位・植立方向などの不良／97
　D ゴムリング，コイルスプリング，ワイヤーループによる歯の牽引時に派生する問題／97
　E 顎間ゴムの功罪／98
　F 固定歯とする歯群の結紮／100
　G 犬歯の遠心移動後の結紮／100
　H 再び犬歯の遠心移動に際して／101

I　歯列を排列するための基準／101
　　J　こんなとき切歯は舌側にあおられる／101
　　K　歯列から外れた歯は？／101
　　L　ブラケットの接着位置について／104
　　M　切歯群を圧下する／107
　　N　再びⅡ級およびⅢ級（顎間）ゴムについての心得／107
　　O　トルク付ブラケット・スロットの錯覚／109
　　P　アーチワイヤー結紮強さの注意／111
　　Q　正中離開の簡便な対処／111
　　R　二通りの連続結紮／112
　　S　角アーチワイヤーの"よじれ"に注意／112
　　T　アーチワイヤーによる側方拡大の副作用／113
　　U　アーチワイヤーから得られる矯正力の副作用／113
　　V　アーチワイヤーによる前後拡大／114
　　W　心得のアラカルト／114

19章　矯正治療例を観察しよう　……………………………………………115
　　A　上顎前突の治験例／115
　　B　下顎前突の治験例／118
　　C　叢生の治験例／121

20章　矯正治療にはこんな器具を準備しよう　……………………………126
　　A　バンドの作製，装着および撤去にあたって／126
　　B　ブラケットの接着と撤去に当たって／126
　　C　ワイヤーの屈曲と処理および結紮線の処理に当たって／127

　　索　引………………………………………………………………………128

1 矯正歯科って何だろう

　矯正歯科治療の最終目的は，①各個人の永久歯列・咬合を整え，それによって，②総合咀嚼系の機能的役割を十二分に達成させ，同時に，③咀嚼系各器官の健康長寿を保証する，とともに，④口許の審美的調和をもたらせて，結果的に，⑤患者の精神的満足をはかることといえましょう（図1-1）．

A 矯正治療の終局的目標はどこに？

1　治療技術上の目標

　(1)　顎骨に咀嚼・咬合圧などが適切に伝播・分散されるような植立位置と方向に歯を配置する

　(2)　隣接接触点の正しい良好な歯列を形作る．このとき，顎骨弓（基底弓）とのバランスに配慮する

　(3)　上下顎の歯を，互いに効率よく咬み合える位置と方向に配置する

　(4)　可及的に，上下顎の顎骨の大きさと配置のバランスが整うようにはかる

　(5)　顔における口許の審美的バランスが整うように歯列を配置する

ことにあります．

2　生理・病理・心理学上の目標

　これは，上記項目Aの1の達成途上および達成後に，

　(1)　総合咀嚼系諸器官の機能と健康を損なわないだけでなく，それらを回復し，さ

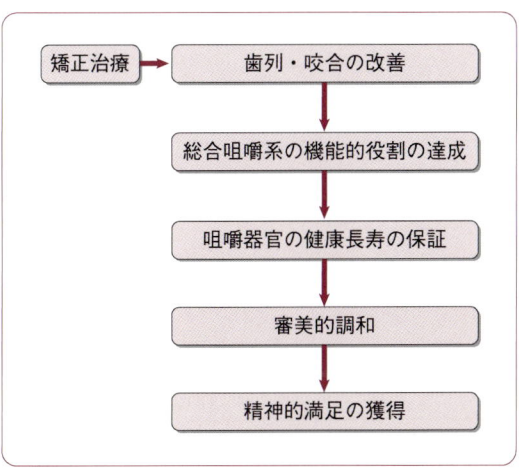

図1-1　矯正歯科治療の目標を示す流れ

表 1-1 健康な歯と歯周組織から受ける恩恵

(1)	気持ちよく円滑な咀嚼感
(2)	違和感のない容易な嚥下
(3)	正しく明確な発音
(4)	歯ごたえ，歯ざわりの旨味を感受
(5)	食塊中の危険異物の弁別
(6)	咀嚼刺激による脳の健全性の保持
(7)	くいしばりによる精神力・筋力の増強
(8)	武器としての利用
(9)	道具としての利用
(10)	あま咬みによる愛情の表現
(11)	審美的に健康な好印象を他人に与え，当人も満足と自信を獲得

らに増進して，これら諸器官の長寿を保証するような結果をもたらす
　(2)　さらに患者に，満足感と精神的安定をもたらす
ことにあります．

　以上で，矯正歯科治療の意図する究極的な目標が読めたわけですが，いま一つ，具体的な内容がよく解りません．この問題については，2章で，もう少し現実的に採りあげることにしましょう．ここでは，まず，不正咬合は本当に治療する必要があるのかどうか？を考えてみることによって，矯正歯科治療自体の存在価値のあるなしから検討してみましょう．

B　不正咬合は悪者か？

　この問題を，直接考える前に，歯科医師なら誰でもが十二分に承知していなければならない大切なこと，"健康な歯と歯周組織が人間にもたらす恩恵（役割）"から考えてみましょう（表 1-1）．

　1．**咀嚼**：気持ちよく，円滑に嚙める．食塊を細分し，消化・吸収を助ける．

　2．**嚥下**：安定した位置で歯を咬み合わせることにより，違和感や力みなく，食べ物が容易に呑み込める．

　3．**発音**：よい歯列の形成により，正確・明瞭な発音ができる．

　4．**旨味**：歯ごたえの微妙な違いにより，硬さ，粘り，弾力，しこり，歯ざわりなど，さまざまな嚙みごたえ感のうま味を体得できる．

　5．**異物の弁別および食塊の位置の認識**：食塊中の小石や小骨などの所在を感知し，選り分けて，不快物や為害物の侵入を防ぐ．

　6．**脳刺激**：よく嚙む（咬む，嚼る）ことにより，眠む気を醒ませたり，脳の発達を促進したり，痴呆化を防いだり，肉体的老化を緩徐にしたりする．

　7．**精神力・肉体力の強調**：食いしばることにより，悲しさや悔しさに耐え，運動

時や力みを要するときに最大力が発揮できる．
　8．**武器**：咬みつくことにより，身体の防御安全をはかる．
　9．**道具**：糸を切る，紐をほどく，物を食いちぎる（裂く），革をなめす，物を把持するなどの道具となる．
　10．**愛情表現**：あま咬み（適度の咬み強さの感知）により，愛しさの表現ができる．
　11．**審美感**：健康な歯と歯並びにより，明るさ，爽快感，好印象などを人に与え，表情に豊さを増し，当人に自信と満足感をもたらす．
　（付：歯が浮いたような感じとは，嫌な不健康な気分や状態を指す．）
などの恩恵であり，これらの役割はすべて，歯と歯周組織はもとより，咀嚼系の諸器官の健康が保たれていなければ，満足に果たされません．
　そこで，不正咬合は，これらの恩恵に，どのような関わりをもっているのかが問題となります．

C やっぱり不正咬合は悪者だ！

　歯列や咬合の，異常の種類や程度によって異なりますが，不正咬合は，上述B項の1から11までの一つ以上に，大なり小なりの障害的な影響を必ずもたらせます．そのうえ，さらに次の問題の一つ以上を惹起する可能性さえもっていることが多いのです．それは，
　(1) 顎骨の発育の歪みや不良をきたす
　(2) 顎関節症の引きがねとなる
　(3) 歯周疾患やカリエスの一因となる
　(4) 歯の破折など，外傷を受けやすくなる
　(5) 歯冠修復や補綴処置がむずかしくなる
等々であり，決して無視するわけにはいきません．
　以上のことから，不正歯列や不正咬合は悪者であると決めつけることができます．悪者であるからには，その程度に応じて，監視をしたり処置（治療）を講ずる必要があります．これでやっと，矯正治療の存在価値・目的が見出されることになりました．
　それでは，この悪者は一体，世の中にどれほど，蔓延しているのでしょうか？

D 集団中に不正咬合者はどのくらいいるの？

　不正咬合者の割合を調べる前に，不正の状態について考えてみましょう．

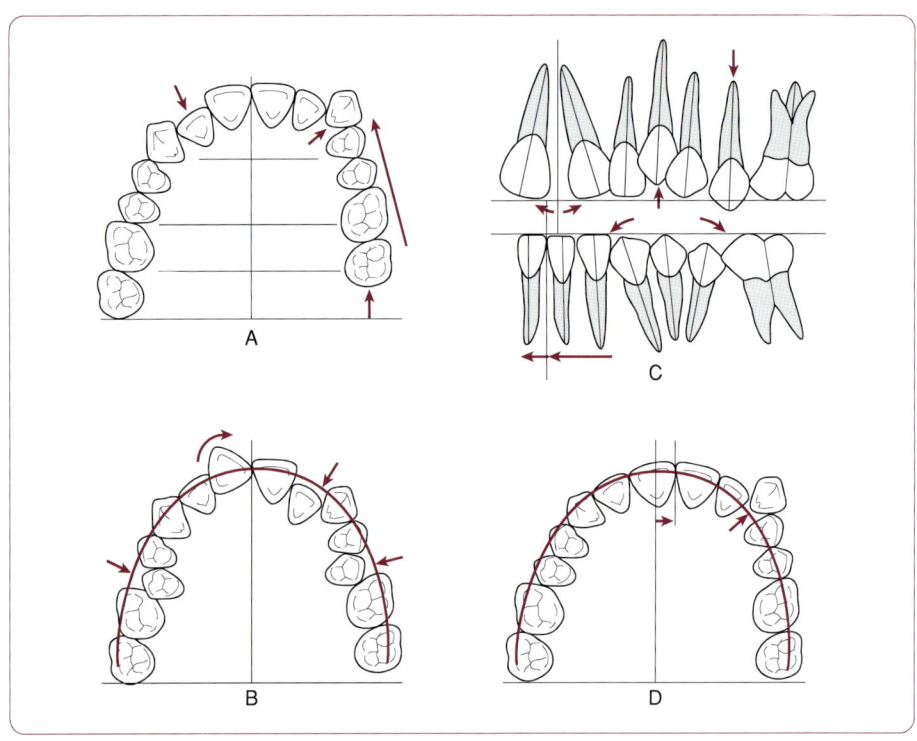

図1-2 個々の歯のさまざまな異常状態
　Aは舌側，唇側，近心の各転位，Bは回転と舌側転位，Cは遠心，近心の各傾斜および低位と高位ならびに下顎歯列の正中偏位，Dは上顎歯列の正中偏位と唇側転位の状態を示しています．

1　不正咬合のあり方

　①上顎前突，②下顎前突，③切端咬合，④開咬，⑤交叉咬合，⑥過被蓋，⑦逆被蓋，⑧叢生，⑨空隙，⑩狭窄，⑪捻転歯，⑫傾斜歯，⑬高位歯，⑭低位歯，⑮移転歯，⑯過多歯，⑰不足歯，⑱埋伏歯，⑲異所萌出歯，⑳癒合歯，㉑形態異常歯（形，大きさ）
（⑪〜⑭は図1-2 B，C参照）
などのいずれか，あるいはそれらの幾つかが組み合わさって構成されています．

2　不正咬合者の割合と矯正装置を装着している人の割合

　一般歯科開業医にとって，不正咬合の種類別の発現頻度は，それほど問題ではありませんので，次にすべての不正咬合を一括してその発現の割合について示すことにします（広島矯正歯科医会による）．

　表1-2に示すように，小学1年生のときに3割弱であった不正咬合者が，学年の進級につれて漸次増加し，中学1年生になると5割を超え，成人のそれとほぼ同じ割合に達します．一方，矯正歯科治療を受けている人の割合は，小学校低学年では1％にも満たず，高学年でも1％を少し超える程度に留まり，中学生になるに至っても，ようやく約4％というわずかな割合に過ぎません．

表 1-2

	不正咬合者	装置装着者
小学校 1 年生	28.8 %	0.1 %
2	37.8 %	0.5 %
3	39.6 %	0.7 %
4	41.3 %	1.0 %
5	45.3 %	1.5 %
6	46.1 %	1.4 %
中学校 1 年生	53.6 %	3.5 %
2	54.2 %	3.9 %
3	54.2 %	3.9 %

E 矯正治療が必要な人びとの掘り起こしをどうする？

1 要矯正治療者とかかりつけ歯科医との数の推定

悪者である不正咬合でも，極悪者から，見逃してもよい程度まであり，今，ここで仮りに不正咬合の 30 % を極悪者とすれば，矯正治療を要する人の割合は，中学生期以降で，およそ 55 %（不正咬合者の割合）× 30 % ＝ 16 % 強ということになります．

しかし，**表 1-2** に見られるとおり，4 % 程度の人しか矯正治療を受けていませんので，残る 12 % の要矯正治療者が見逃されていることになります．

この計算でゆくと，人口 10 万の都市で，咬合の観察対象（矯正治療が必要かどうかの調査対象）となる人びとが 25 % いるとすれば，その数は 2 万 5 千人になります．このうち，12 % が未治療の要矯正治療者なので，3 千人の潜在患者がその都市に住んでいることになります．

この潜在患者を治療するために，もし，一般歯科開業の歯科医師 1 人が，一般歯科治療のかたわら，年間 10 人の矯正歯科新患を受けいれるとしても，この 10 万都市には当面 300 人もの歯科医師が必要ということになります．

それにもかかわらず，現実には咬合観察対象者 2 万 5 千人の 4 % ＝ 1 千人しか治療が行われていません．残念なことです．

> **注**：以上の要矯正治療人口の推定は，次のように仮定して算定しました．
> 要咬合観察対象者数＝人口× 25 %
> このうち，不正咬合者数＝（人口× 25 %）× 55 %
> さらにこのうち，要矯正治療者数＝（人口× 25 %）× 55 % × 30 %
> 実際に，10 万人口の都市の要矯正治療人口は次のようになります．
>   要咬合観察対象者＝ 10 万× 25 % ＝ 2 万 5,000 人
>   不正咬合者＝ 2 万 5,000 人× 55 % ＝ 1 万 3,750 人
>   要矯正治療者＝ 1 万 3,750 人× 30 % ＝ 4,125 人

2　不正咬合に関連する啓蒙の展開

1．**従来の失敗**：いくつかの一般向け矯正歯科の関連書はありますが，わざわざ買い求めるほどのものでもないと思われています．これは，総合咀嚼系の恩恵に対する，一般人の意識と認識の低さを反映しています．

また，新聞やテレビその他での健康関連情報や相談解答などがみられますが，その効果は一時的で，間もなく簡単に忘れ去られています．

2．**歯と咬合の健康意識の啓発**：まず，潜在患者およびその保護者などの歯・歯列・咬合に対する意識や認識度の調査と，矯正歯科治療に対する期待ないし不安などを精細に把握することが必要です．

ついで，小・中学校生（養護・保健教諭）と保健婦に対して，歯と咬合についての再認識を促す健康教育の積極的な展開が望まれます．

さらに，乗り遅れの心理（矯正歯科治療を受けていないのは恥かしいことだと思わせるような社会的健康環境の育成）を誘起する方法の開発が必要です．これらのためには学校歯科保健教育の充実と徹底はもとより，積極的にホームページ，インターネットの有効な利用と普及をはかるべきでしょう．

2 歯列と咬合のあり方を考えよう

　歯列および咬合を構成する基本単位は個々の歯です．そして，歯は歯槽骨に植立していますが，その植立は歯根膜と歯肉により緩衝されています．したがって，歯自体と歯周組織が健康でないと，歯列も咬合も病むことになります．そこで考えなければならないのは，健全な歯列と咬合のことです．

A 健全な歯列と咬合を考える

　これには，咀嚼系のすべての器官が，その機能的役割を十分かつ効率的に果たせ，外見上も満足感があり，その機能自体によって歯と歯周組織の健康と長寿が保障されるような状態が必要です．そのためには，

(1) 歯冠・歯根の崩壊や喪失および歯周組織に異常がない
(2) 正しいコンタクトポイントを有するよい歯列（基底弓とのバランスにも配慮）が形成されている（図2-1）
(3) 荷重が適切に，歯列に，また歯根を通して顎骨に分散されるような，よい咬合関係が構成されている（図2-2）
(4) 口顎系の筋・神経に異常がない
(5) 歯根膜に適切な機能負担（刺激）が賦与される
(6) 健康で爽やかな歯並びと口許の印象を人に与える

等々が必要条件となります．

　このような条件を考えると，どうしても整然とした歯列と咬合（荷重が適切に歯冠と歯根を通して分散されるような），すなわち正常咬合といわれるものが気になってきます．

B 正常咬合って何だ！

1 正常咬合の要件

(1) 歯の形・数・大きさに異常がない
(2) 良好な歯列弓が形成されている
(3) 上下顎の，対合歯・歯列弓および基底弓の形，大きさ，配置関係が調和している

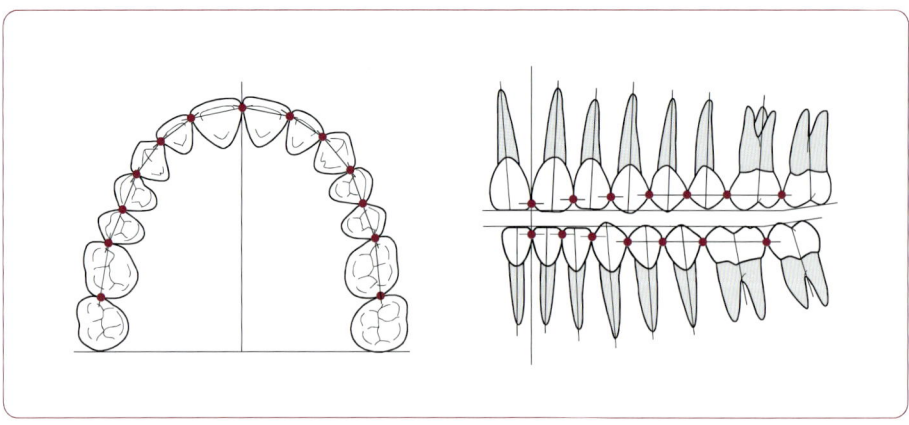

図 2-1 正しいコンタクトポイント
　すべての歯は，歯冠の近・遠心的最大豊隆点で，互いに隣接歯と緊密に接触して，よい歯列を形成しています．

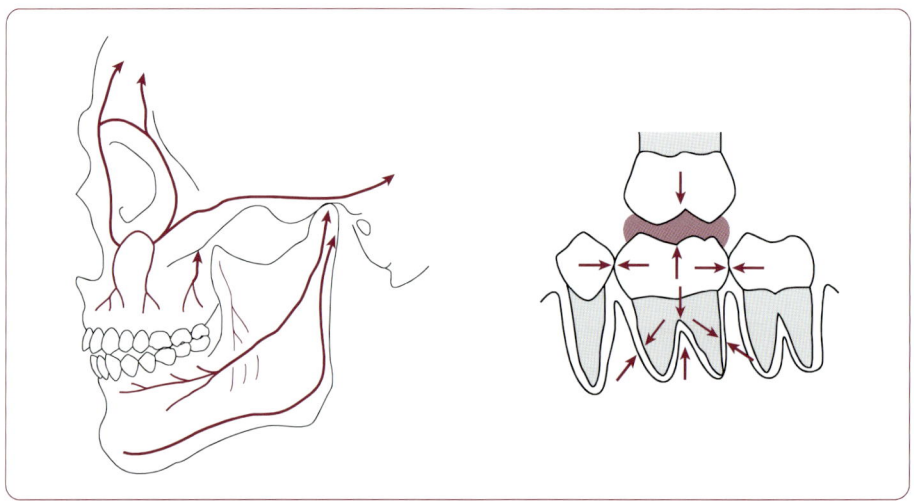

図 2-2 咀嚼および咬合時の負荷の正しい伝達分散

　(4)　機能能力および機能効率がよい
　(5)　顎運動および咬合の各種診査・検査でも，とくに異常が認められない
　以上の要件を満たせば，間違いなく正常咬合といえるのでしょうが，もう少し具体的に表現しなければ，実態が把握できません．そこで次の手を考えてみます．

2 解剖学的正常咬合

　矯正歯科では理想（仮想）正常咬合とも呼ばれ，あまり実在的ではありませんが，正常咬合のイメージを頭に描くうえで，非常に参考になる要件として利用されています（詳しくは，解剖書を参照下さい）．

3 個性正常咬合

　歯は，個体間で類似していることがあっても，個人の歯の形態が他人のそれとまっ

2. 歯列と咬合のあり方を考えよう

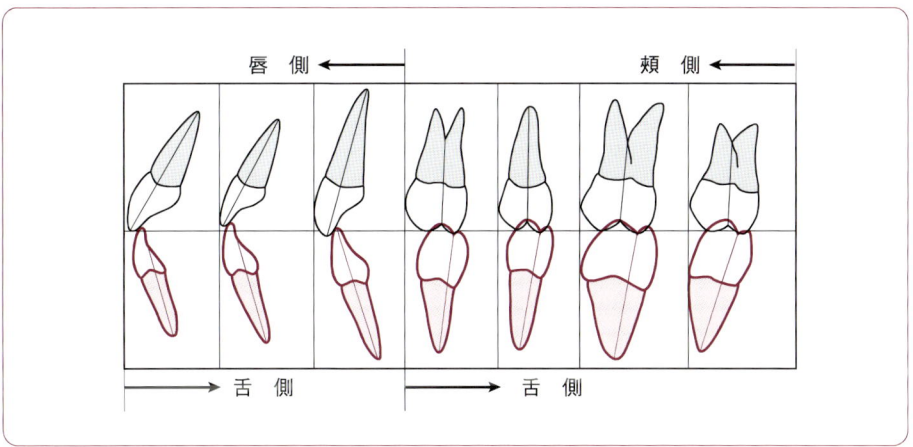

図2-3 対合歯との唇（頬）舌的に適切な被蓋と正しい歯軸の方向

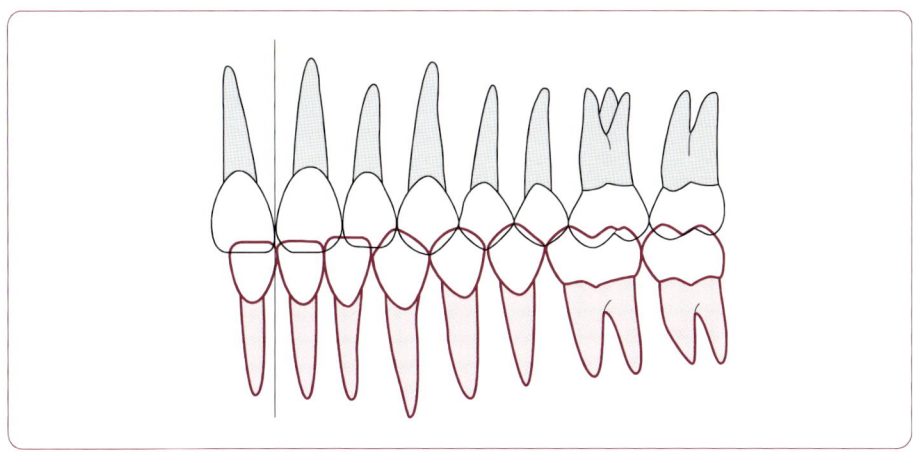

図2-4 対合歯との近遠心的に適切な対咬関係と正中の一致
　上下顎の歯は見かけ上，1歯対2歯の対咬をしています．ただし，下顎中切歯と上顎最後臼歯は1歯対1歯です．

たく同一ということはないので，画一的に，正常歯列とか正常咬合とかを定義づけることはできません．しかし，各個人の歯列，対咬関係および被蓋関係について，およその正常らしさを確認する指標として，下記のことが挙げられます．

　(1)　すべての歯がそれぞれの歯冠近遠心最大幅径を示す点（正しいコンタクトポイント）で接触し，整然とした滑らかな歯列弓を形成し，基底弓とも調和している

　(2)　上顎の歯は下顎の歯を外側から適切量だけ被蓋している（図2-3）

　(3)　下顎中切歯と上顎最後臼歯を除いて，上下顎の歯は見かけ上1歯対2歯で対合している（図2-4）．歯の形態によっては，臼歯での1歯対1歯の対合が好ましいこともある

　(4)　上下顎歯列の正中が一致している

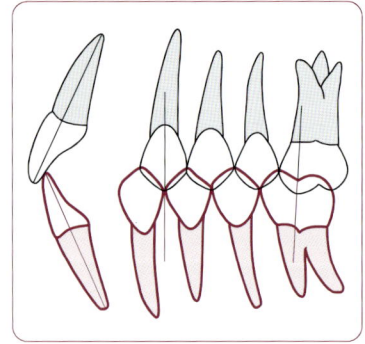

図 2-5 上下顎の同側の犬歯と小・大臼歯の各 I 級関係の形成

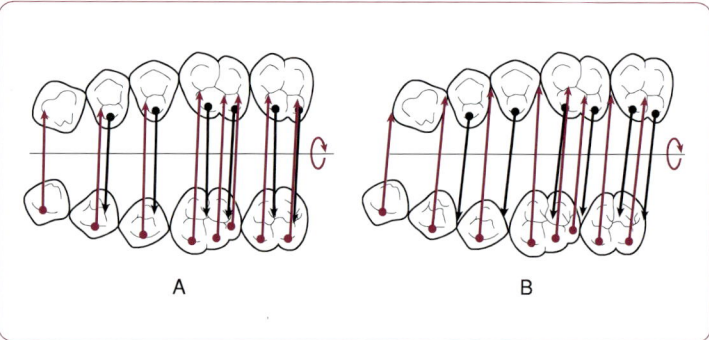

図 2-6 上下顎頬側歯群の適切な咬頭嵌合
　上顎歯の舌側咬頭（黒丸）と下顎歯の頬側咬頭（赤丸）は，それぞれの対合歯への適切な部分（矢印）に嵌合します．A は 1 歯対 1 歯対咬の場合，B は 1 歯対 2 歯対咬の場合で，前者はそれほど多くありません．

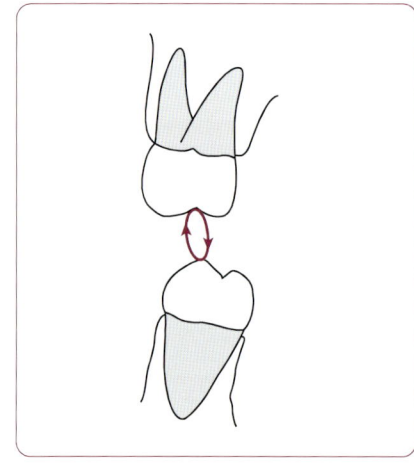

図 2-7 咀嚼様運動時の上下顎臼歯の良好な接触関係
　下顎臼歯の頬側咬頭は，閉口につれ上顎臼歯の窩または辺縁隆線に向かって，外側寄り 1〜2 mm の部に接触し，内側に向かって接触滑走しつつ嵌合位を経て，内側寄り 1 mm 前後で離開します．

　⑤　犬歯と小・大臼歯は，いわゆる Angle I 級関係で咬合している（図 2-5）

　⑥　上顎臼歯の舌側咬頭と下顎臼歯の頬側咬頭は，それぞれ下顎と上顎の対合歯咬合面の適切な部位に嵌合している（図 2-6）

　⑦　咀嚼様閉開口運動時に，作業側の下顎臼歯の頬側咬頭は，対合歯の窩の中央よりも頬側 1〜2 mm に接触し，内方に接触滑走しつつ，咬頭嵌合位を経て，舌側寄り 1 mm 前後の部で離開する（図 2-7）

　⑧　前方接触滑走運動の開始と同時，または直後に，上下顎の小・大臼歯は，非接触の状態となり，切端咬合位に達するまで切歯間のみ，または切歯および犬歯間のみの接触が続く

　⑨　側方接触滑走運動の開始直後か少し後に，上下顎の切歯は離開し，ときには作業側の犬歯を含めて，上下顎の小・大臼歯間の一部または多くとの接触が続く

　以上の諸事象に，ほぼ当てはまるかどうかについて，石膏模型，口腔内，あるいは

2. 歯列と咬合のあり方を考えよう

咬合器付着模型で確認することは，正常咬合の判断上，非常に役立ちます．

4　機能正常咬合

軽度から，場合によっては中等度までの不良な歯列・咬合が認められても，機能的，病理的，心理的に何ら問題がないと判断される場合には，機能正常咬合として要矯正歯科治療の対象から外されます．しかし，どの程度まで厳密，かつ的確に，この判断が下せるのかには疑問が残ります．

5　歯根咬合論の追求

ここまでは歯の歯冠形態だけにとらわれていて，対合歯同士がどの部位で嵌合したり，どのように接触滑走すればよいのかについて述べてきました．確かに咬合は上下顎の歯冠同士の接触には違いありませんが，カリエスや外傷，摩耗などによる歯冠崩壊を除いて，歯の健康長寿は歯根膜，歯槽骨，歯肉の健全に支えられなければ崩れ去ります．

歯根膜と歯槽骨が健康で長生きするためには，歯に加わる荷重が，歯根膜と歯槽骨全体に適切な刺激となるように伝播し分散されなければなりません．そこで問題となるのは，咬合を歯冠の問題に限らず，対合する歯の歯根同士の形，大きさ，向き合い状態としてとらえることのほうが重要なのではないでしょうか．すなわち今後，歯根咬合論追求と展開がなされない限り，正常咬合論は永久に空転し続けることでしょう．

C　対咬関係は矯正治療の来院ごとに必ずよく観察しよう

対咬する上下顎の歯冠近遠心幅径（または幅径の和）間の比率に大きな不調和がない限り，上下顎第一大臼歯間の近遠心関係と上下顎犬歯間の近遠心関係のあり方は，臼歯部と前歯部の咬合関係の良否を判断するうえで，重要なポイントになります．

1　上下顎第一大臼歯間の対咬関係

第一大臼歯は，上下顎それぞれの歯列のなかで，歯冠，歯根ともにもっとも大きく，最大の機能負担能力を有するばかりか，歯列中で要の位置を占めていると考えられ，Angleはこれ（とくに上顎）を"咬合の鍵"と名付け，最重要な歯としています．このように重要な上顎第一大臼歯と対合すべき歯は，必然的に下顎第一大臼歯でなければなりません．そこで，両者の好ましい咬合（嵌合）状態をみることにしますと，

　a．頰面観で，上顎第一大臼歯の近心頰側咬頭頂は，下顎第一大臼歯の近心頰側面溝に向かう（AngleのⅠ級）（図2-8）

　b．上顎第一大臼歯の近心舌側咬頭は下顎第一大臼歯の遠心中心窩（ときには近心中心窩）に嵌合する（図2-9）

　c．下顎第一大臼歯の近心頰側咬頭は，上顎第一大臼歯の近心辺縁隆線近傍に嵌合する（図2-9）

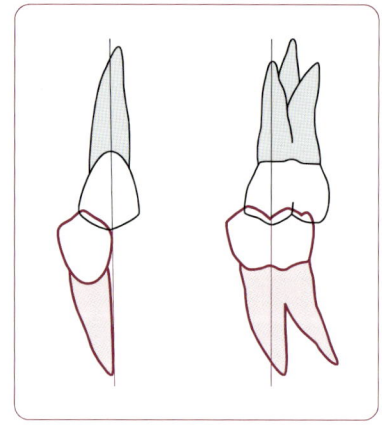

図2-8：上下顎の犬歯と大臼歯のⅠ級関係を示す図

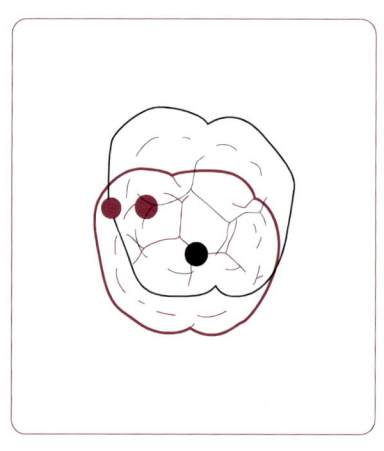

図2-9　上下顎第一大臼歯の良好な咬頭嵌合

　上顎第一大臼歯の近心舌側咬頭（黒丸）は，下顎第一大臼歯の遠心または近心中心窩に嵌合します．下顎第一大臼歯の近心頬側咬頭（赤丸）は，上顎第一大臼歯の辺縁隆線付近または近心小窩に嵌合します．

などが挙げられます．

　上下顎の歯列弓の形と大きさが調和していれば，この条件でほぼ正常咬合（両顎前突を除く）が成立するはずです．

2　上下顎犬歯の対咬関係

　犬歯は，臼歯と切歯との境い目にあり，両者をつなぐ要をなしていると考えられています．Simonは，彼の顎態診断法のなかで，上顎犬歯の尖頂は下顎犬歯の遠心隅角部に向かうのが，正常咬合の要件の一つであるとしています（図2-8）．一方，犬歯は咬合接触滑走運動時に，他の歯や顎関節の異常な負担を軽減するうえで大きく貢献しているともいわれています．

　いま，もし上下顎の6前歯間の大きさと排列に不調和がなく，Simonのいう上下顎の犬歯関係がみられれば，前歯部での良好な被蓋関係の成立が可能なはずです．

　以上，本項の1と2で述べてきた理由から，正常な咬合を構築（治療を実施）するうえで，もっとも基本的な留意事項として，上下顎の第一大臼歯間および犬歯間の対咬関係（いわゆる，AngleⅠ級関係）の維持または獲得・達成を，絶えず意識し観察

2. 歯列と咬合のあり方を考えよう

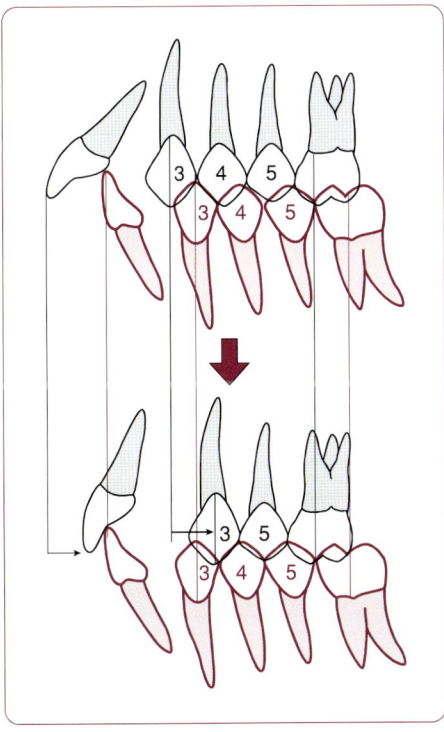

図2-10 Angle Ⅱ級の上顎前突で上顎小臼歯のみの抜去

3/4咬頭以上のⅡ級上顎前突症例で，オーバージェットが9 mm以上もあり，下顎歯列に叢生がなく，下顎切歯の舌側への移動も好ましくないと判断された場合，上顎第一小臼歯のみが抜去されます．このとき，上下顎臼歯のⅡ級関係はそのまま残し，上下顎犬歯をⅠ級関係に改善して，上顎切歯群を後退させます．

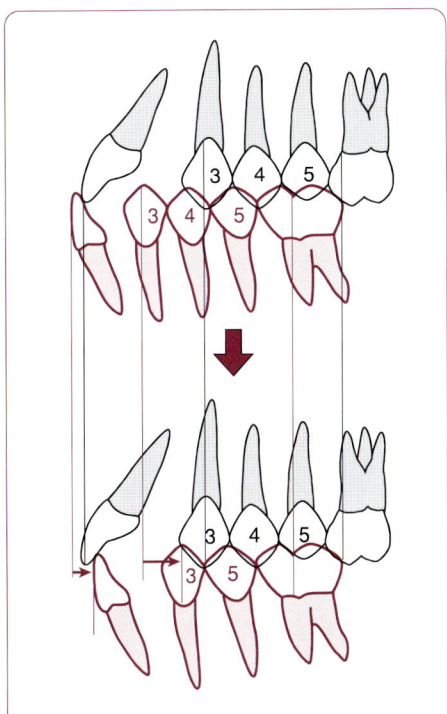

図2-11 Angle Ⅲ級の反対咬合で下顎第一小臼歯のみの抜去

3/4咬頭以上のⅢ級反対咬合症例で，上顎歯列に叢生がなく，上顎前歯の唇側移動も好ましくないと判断された場合，下顎第一小臼歯のみが抜去されます．このとき，上下顎臼歯のⅢ級関係はそのまま残し，上下顎犬歯をⅠ級に改善して，下顎歯群を後退させて被蓋を改善します．

することがきわめて重要です．

3 上下顎小臼歯間の対咬関係

上顎小臼歯の舌側咬頭は，通常の場合，下顎小臼歯の遠心小窩に嵌合することが多いとされています．

4 上下顎第一大臼歯間の特殊な対咬関係

a．Angle II級に仕上げる

II級症例の治療に際して，ときには上顎の小臼歯のみを抜去します．この場合，大臼歯はII級関係を維持させたまま治療を終了することになります（図2-10）．

b．Angle III級に仕上げる

III級症例の治療に際して，ときには下顎の小臼歯のみを抜去します．この場合，大臼歯のIII級関係を維持させたまま治療を終了することになります（図2-11）．

> 注1：4のa，b項のいずれの場合でも，切歯の良好な被害関係を得るためには，上下顎の犬歯は必ず，いわゆるI級関係を達成させなければなりません．
> 注2：日本人の標準的な上下顎各6前歯の歯冠近遠心幅径の和の比率は，78.09±2.19と報告されています（本橋ほか：日矯歯誌，1971）．上下顎の犬歯関係がI級で正しく被蓋していれば，この比率の範囲の前歯をもつ人は良好な切歯の被蓋関係が得られるはずです．
> 注3：ただし，日本人の場合，上顎犬歯の尖頂は下顎犬歯の遠心隅角よりも0.5～1mm程度近心に向かうほうが，切歯の正常被蓋を得やすいようです．これは，上顎切歯の唇舌的な厚みが白人よりも大きいためです（図1）．

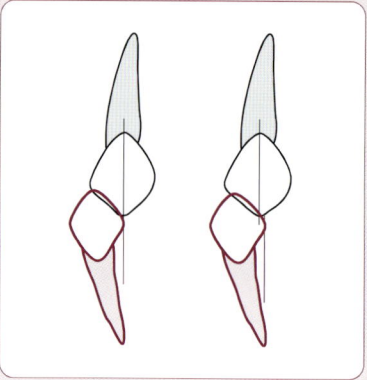

図1：日本人の上下顎犬歯のいわゆるI級関係
　Simonは，上顎犬歯の尖頂は下顎犬歯の遠心隅角に向かうのがよいとしています．しかし，日本人のほとんどで，上顎犬歯の尖頂は下顎犬歯の遠心隅角よりも1mm弱近心に向かうのがよいようです．これは，前歯の唇舌的な厚みが白人よりも厚い（シャベル型）ため，良好な前歯の被蓋関係を成立させるための必要要件となっているようです．

3　どっちが大事：歯の移動と固定

　歯列から外れた歯を指で押すと，その歯が移動することは，今から2000年以上も前に，Celsus（25 B.C.～A.D.50）によって指摘されているとのことです．このように，物理的な圧を加えて歯を移動する手法は，今でも変わっていません．情けないことですが，こんなに長い歴史的時間を経て，世の中はスピード科学時代になっているのに，いまだに，他に，もっと適切な手段が見つかっていません．

　どんな人でも，指で歯を強く押すと動きます．両隣在歯がある限り，唇・頰舌的には近・遠心的よりもよく動きます．この動きの大きさは歯槽骨や歯根膜の健康状態によって左右されます．これは，歯の移動ではなく，歯の"動揺"（図3-2）と呼ばれ，指の圧荷重が一過性であるかぎり歯は移動せずに元の位置に復元します．しかし，弱い力でも同じ方向への圧荷重が，中断的にでも長期間，あるいは持続的に長時日，加わり続けると歯は"移動"してしまいます．

A　歯の移動の仕方

　歯の移動の仕方には，次のものがあります（図3-1）．
(1)　**傾斜移動**：歯をその歯根長の根尖側1/3前後の付近を中心にして，近・遠心または唇・頰舌方向に歯冠を移動すること
(2)　**歯体移動**：歯全体をその歯の長軸と平行に移動すること
(3)　**回転**：歯をその長軸（目的に応じ近・遠心的にズラすことがある）を中心に回転すること
(4)　**圧下**：歯全体をその長軸に沿って根尖方向へ移動すること
(5)　**挺出**：歯全体をその長軸に沿って歯冠方向へ移動すること
(6)　**根尖移動（トルク）**：歯冠の近－遠心（ときには唇・頰－舌）軸を中心に，根尖を唇・頰（ときには近－遠心）方向に移動すること

> 注：根尖移動の説明文中，（　）内の方向の移動にはトルクの用語を用いず，次の整直の語を当てます．

(7)　**整直**：傾斜した歯根を正しい方向に立て直すこと
(8)　**その他**：以上の2種以上を，組み合わせた移動をする

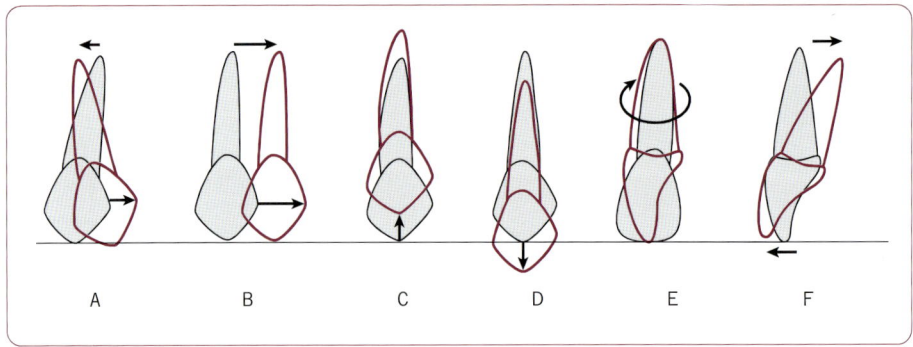

図 3-1　歯の移動のさせ方
　A：傾斜移動，B：歯体移動，C：圧下（移動），D：挺出（移動），E：回転（移動），F：根尖移動（トーキング）．

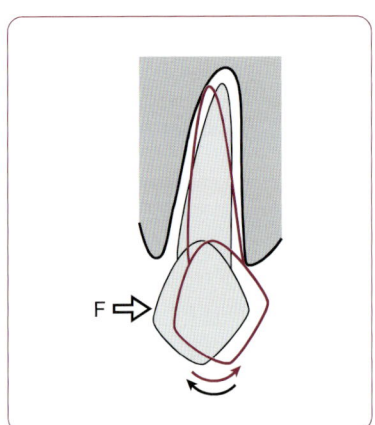

図 3-2　歯の動揺
　歯に荷重（F）が加わる（たとえば指で押す）と，荷重の大きさに応じて歯根膜腔のある範囲内で動きます．しかし，荷重が除かれると歯は元の位置に戻ります．このような歯の動きは歯の動揺とよばれ，歯根膜線維に一時的な圧縮と伸長がみられるだけで，組織学的な改造変化は生じません．

B　歯を移動するときに歯根とその周囲組織に何が起きているのか

　このことを知らないと歯の移動を行う資格がないと考えてください．

1　歯の初期移動

　ある方向から歯に荷重をかけると歯根膜は圧縮され，荷重の大小に応じて歯根膜腔の範囲内で歯は動きます（図 3-2）．この荷重がしばらく続いているうちに，きわめて微小ですが圧迫側の歯槽骨が歪むため，歯はもうわずかだけ動きます．ここまでの動きを人為的な歯の移動における初期移動（図 3-4）と呼びます．

　ここで，荷重の負荷を中止すると歯は元の位置に戻りますが，荷重を加えつづけると，どうなるのでしょうか？

2　歯の移動の停滞期

　ここでは，荷重により圧迫される部分のみについて述べます．

3. どっちが大事：歯の移動と固定

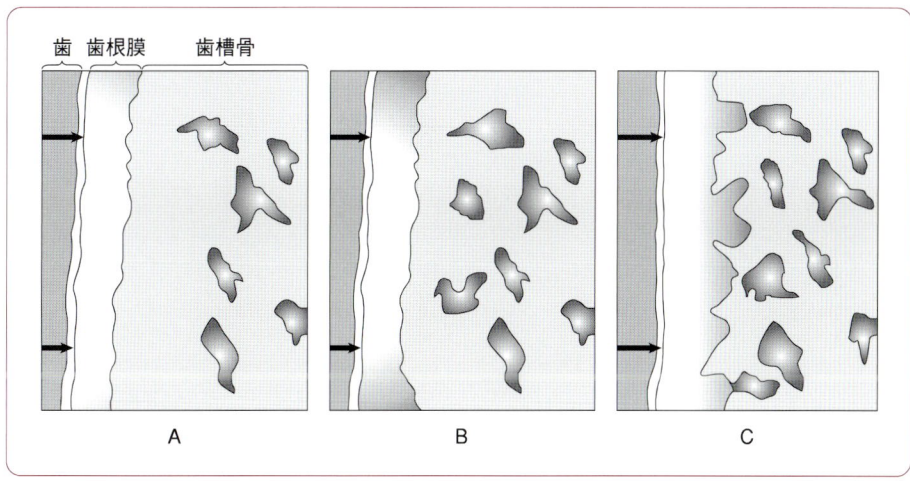

図3-3 歯に矯正力を加えたときの圧迫側の組織変化（模式図）
Aは歯根膜繊維が消失し無細胞化（硝子様変性）帯がみられ，歯の移動が停滞している時期．BはAの経過後，無細胞化帯の周辺および骨髄腔側に破骨細胞が出現し，骨の吸収（穿下性吸収）が進行しようとしている時期．CはBに引き続き，骨の歯根膜腔側表面からの吸収（直接性吸収）が進行しはじめた時期．

ほとんどの場合，歯は初期移動後（歯冠で0.3 mm程度以内），同じ荷重をかけ続けていても移動しなくなります．これは，その部分の歯根膜が，歯根と歯槽骨との間に圧迫されて無細胞性（硝子様変性）となる結果，歯はそれ以上の移動ができなくなってしまうからです（図3-3 A）．荷重の大きさや生じた硝子様変性帯の大きさによって異なりますが，この停滞期は数日から長ければ80日ぐらいまで（通常は1～3週間）続きます．

注1：項目Bの1と2との時期は，歯の移動における第1期とされています（図3-4）．
注2：もし，荷重が大きすぎて，硝子様変性が長期間，広い範囲にわたって続いて解消されないと，その部の歯根に吸収が生じたり，歯根膜相当部の壊死が起こり，歯は全く移動できなくなってしまいます．

移動第2期

荷重の大きさが適切である場合，第1期の硝子様変性帯は，やがてそれに接した周囲の歯槽骨表面と歯槽骨骨髄腔とに生じた破骨細胞による穿下性骨吸収によって，圧迫圧の軽減を受け，そこに若い結合組織が新生増加するにつれ，歯槽骨表面の直接性骨吸収へと移行します．この時点から，歯は再び移動を開始し（第2期の始まり），その後，荷重を除くまで移動を続けます（図3-3 C，3-4）．

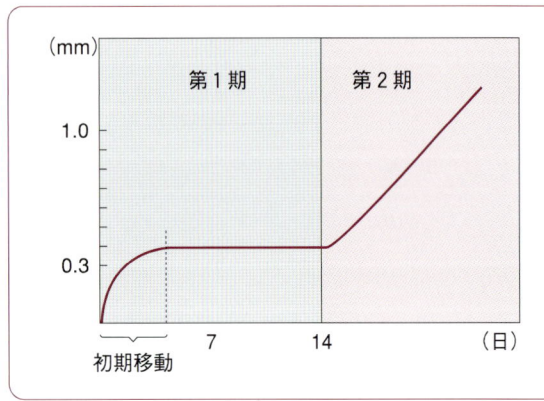

図3-4 歯の移動のタイム・コース
　矯正力がかけられた歯は，最初の1～3日間に歯根膜腔の範囲内のある程度を動き，ごくわずかな歯槽骨の歪みもみられます（初期移動）．続く10～20日間は硝子様変性帯の出現のため，歯の移動はほとんどみられません．やがて穿下性吸収から直接性吸収へと骨吸収が進行していくにつれて，本格的な歯の移動が開始されます（移動第2期）．

> **注**：たとえ歯の移動が続いても，荷重が大きすぎたり，あまりにも長期間にわたって移動を続けると，歯根の吸収を生じたり，やがては歯根膜の壊死をきたしたりしますので，くれぐれも注意してください．

C 歯を移動させるための固定

　人が走るとき，足で地面や床を蹴ります．その結果，腰から上半身が前方に移動します．このときの脚の筋力（バネ力）が矯正力に相当し，上半身は被移動歯，地面や床はバネ力を受けとめる抵抗体（固定源）となります．地面や床は，脚のバネを幾ら強く蹴ってもまったく動きません．このような強力な抵抗のあり方を不動固定と呼びます（図3-5 A）．

　一方，水に浮かんで手と腕で水をかくと，手と腕の筋力がバネ力となって，身体が前方に移動することに変わりはありませんが，かかれた水も身体の移動方向と反対の後方に流されます．これは，地面や床の強力な抵抗（固定）に比べて，水の抵抗（固定）が弱いためです（図3-5 B）．

　人為的な歯の移動において，上記の固定は歯を移動させることよりも重要な意味をもつといえるほどです．

1 固定の強さとその利用

　歯を移動しようとするとき，歯根表面積のより大きい歯（歯根の形態にも影響されるが）ほど，また，より多くの歯をまとめて移動しようとするほど，より大きい矯正力（荷重）を必要とします．逆にいえば，大きい歯や沢山の歯は，矯正力に対して抵抗（力）を増すことになります．この抵抗（固定）の強さの原則は歯の移動に際して上手く活かさなければなりません．

　多くの場合，矯正装置は同顎の歯列内や同顎の歯列と対顎の歯列，およびそれらの

3. どっちが大事：歯の移動と固定

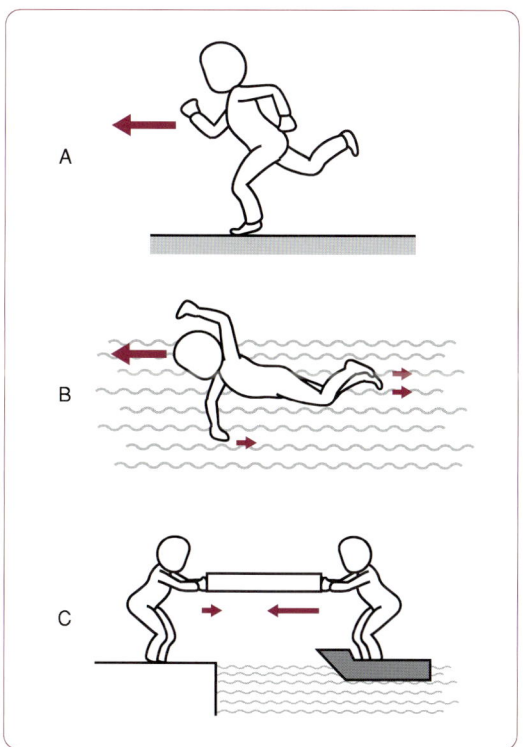

図 3-5　固定の基本を示す図

　A：人が地面を蹴って駆けると勢いよく前進（移動）します．このとき足はバネ力（矯正力）を生み，不動の地面（強いまたは不動の固定）がこのバネ力をほぼ100％受けとめてくれるおかげで，身体は前にしっかりと進みます．

　B：人が水の中で手と足を掻き流すと，身体は水中で移動します．このとき手や足はバネ力を生み，水（弱い固定）がこのバネ力の何割かを受け止めてくれるおかげで，バネ力の何割かの効率で身体が水中を移動しますが，水自体も逆の方向へ逃げ動くため，地上を駆けるときほどの移動はできません．

　C：スパイクシューズを履いて地面（強い固定）上に立っている人と，水（弱い固定）上のボートに立っている人とが綱引きをすると，よほどのことがないかぎり，水上の人はボートとともに一方的に引き寄せ（移動）られます．しかし，地上の人がローラー・スケートを履くと，固定が弱まり水上の人と相互に引き寄せられることになります．

間にわたって装着されます．このとき，移動させたい歯と移動させたくない歯があるにもかかわらず，これらの両者に矯正装置を装着せざるをえないことになります．そこで，移動させたい歯や歯群，すなわち被移動歯と移動してほしくない歯や歯群，すなわち固定歯との対抗戦になります．ここで，先にお話をしました歯根表面積の大小と，歯の数の多寡による歯根総表面積の大小の問題が生かされることになります．

　つまり，被移動歯（歯群）の歯根表面積に比べて固定歯（歯群）のそれが大幅に大きくなるように，その間に装着する矯正装置の力系（矯正力のかけ方）を設計して装着することです．小さい歯対大きい歯，1歯対数歯，少歯群対多歯群などのように，被移動歯対固定歯を選んで，その間に矯正力がかかるようにすることが肝要です．これら，対抗する両者の差が大きいほど，固定が強固となり，移動してほしくない歯（歯群），すなわち固定歯の移動をより少なく抑えることが可能となります（図3-6 A〜C）．

　いま一つ，同じ大きさの歯でも，歯の移動様式によって矯正力に対する抵抗の強さは変わります．たとえば，傾斜移動を起こすような矯正力をかけられた場合と，歯体移動を起こすような矯正力をかけられた場合とでは，同一の歯でも，後者のほうが移動に対する抵抗（力）が大きくなります．これは，矯正力によって圧迫を受ける歯根の範囲（表面積）が，前者に比べて，後者のそれで大きくなる（単位表面積当たりの

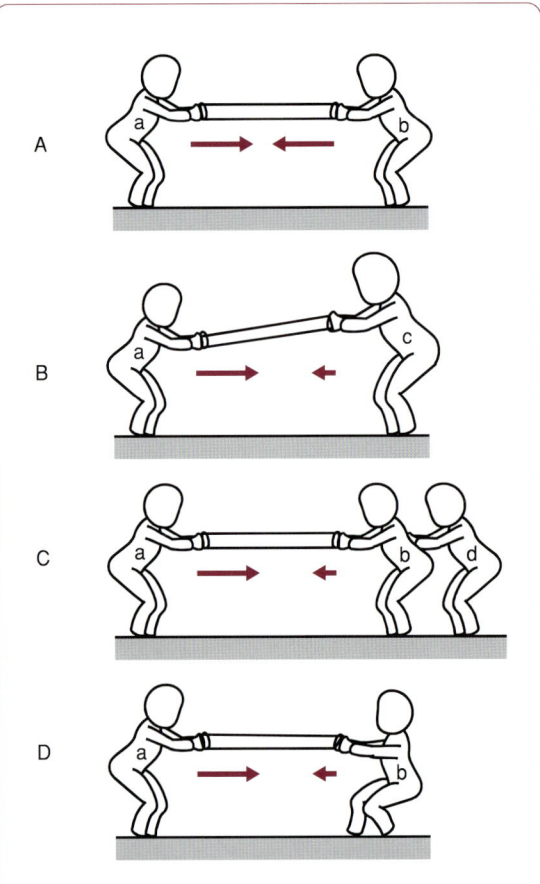

図3-6 固定の強弱の様相

　A：同じ身長，体重，筋力の人aとbとの間で輪ゴムを引き伸ばして持たせると，双方ともに同じだけ引き寄せられます（移動）．このときのaとbとは互いに等価の移動体（移動歯）であり，同時に等価の固定（固定歯）でもあります．このような固定のあり方を相反固定とよびます．

　B：身長，体重，筋力の異なるaとcとの間で輪ゴムを引き伸ばして持たせると，aは大きく引き寄せられますが，cはほとんど動かないか，わずかに動くだけです．歯根表面積の小さい歯と大きい歯との間にもこの関係があてはまります．このときcが傾斜移動するような仕組みで輪ゴムを持たされていれば単純固定といい，倒れずに直立したまま引きずられるような仕組みで輪ゴムを持たされていると不動固定といいます．

　C：全く等価の人a，b，dで，a一人とb，dの二人組との間で輪ゴムを引き伸ばして持たせると，aは大幅に引き寄せられますが，b，dはほとんど動かないか，わずかに動く程度です．1歯対複数歯の引っ張り合いもこれと同じことです．このとき，期待に反して，もしb，d組が動かされるとすれば，その動きを「ロス」するといいます．また，固定の数を増やしたり援軍を他にも求めたりすることを加強固定といいます．

　D：身体の等価の人aとbとの間に輪ゴムが掛けられても，aはまっすぐに突っ立ち，一方bが体をうしろに倒して足で踏ん張れば，aは強く引き動かされますが，bはaほどには動きません．これは，傾斜移動歯と歯体または根尖移動歯との間の引っ張り合いの場合に相当します．

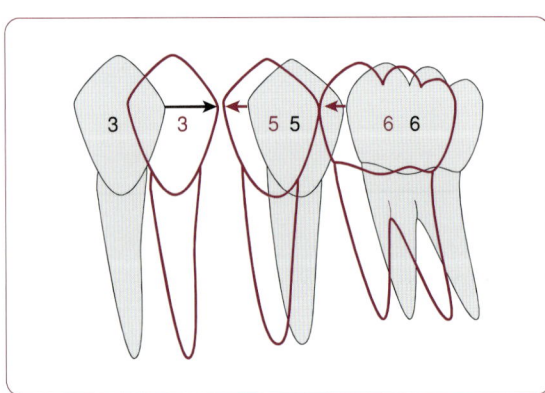

図3-7 抜歯空隙の「ロス」

　抜歯症例では通常，抜歯部の近心にある歯（たとえば犬歯）を遠心に移動（黒の矢印）します．このとき，遠心位の歯（臼歯・固定歯）と引っ張り合いをしていれば，この固定歯は近心への矯正力を受けます．固定歯がどれほど近心に移動するか，しないかは，加強固定の強さ（設計次第）により決まります．この近心移動のことをスペース「ロス」といいます．

荷重が分散され小さくなる）からです．固定のことを考えるうえで，このように，矯正力の作用のさせ方によって異なる歯の抵抗強さ（固定の強さ）を，上手く利用することを忘れないでください（**図3-6 D**）．

> 注1：治療に際しては，被移動歯はもちろん固定歯も移動させたいことがあります．固定歯の移動をどの程度望む（これをロスさせるという：**図3-7**参照）かによって，被移動歯に対する固定歯の大きさや数の割合を慎重に考える必要があります．
> 注2：以上で用いた歯根表面積とは，歯槽骨と接している歯根部分の面積のことで，年齢の進行や歯周疾患によって退縮した骨からはみ出た歯根部分のそれは含まないので，間違わないでください．

2 固定の種類

固定のあり方は次のように分けられます．

(1) **単純固定**：固定歯となるべき歯や歯群に傾斜移動を起こす様式の矯正力（荷重）がかかるような固定のあり方

(2) **不動固定**：固定歯となるべき歯や歯群に歯体移動を起こす様式の矯正力（荷重）がかかるような固定のあり方

(3) **相反固定**：固定歯（歯群）と被移動歯（歯群）との歯根の表面積が等価で，両者間に矯正力を作用させると，両者が相反する方向に同程度，移動するような固定のあり方

(4) **加強固定**：固定をより強化するために，被移動歯に対抗する同歯列内の固定の数を増したり，対顎側の歯や歯列にも固定を求めたり，さらにいっそう強化を得るため口腔外（顎外）にまで固定を求めるような固定のあり方

以上のほかにも顎内・顎間・顎外（口腔外）・最大・最小・中等度の固定など，いろいろな分類がありますが，ここでは省略します．

(5) **絶対（不動）固定法**：これは歯同士による固定法ではなく，顎骨に直径1mm以下のピンホールを開け，その部分にネジ込んだ直径1.3〜1.6 mmのチタン系金属スクリューの頭部自体，あるいはスクリューで顎骨に固定した金属プレートを固定源として歯を移動する方法です．この手法は1995年頃から臨床試験的に応用されるようになりましたが，2005年以降は金属プレートよりも，簡単なスクリューのみを固定源として利用することのほうが多用されています．この固定法の開発により小・大臼歯の後方移動や"ロス"の防止，すべての歯の圧下・挺出が従来よりもはるかに確実で容易になったため，これまでの顎外固定装置はあまり用いられなくなってきました．

ただし，問題点として患者さんにより多くの費用を負担させることや，歯肉や顎骨に人為的な傷害を与えるため，インフォームドコンセントを十二分にはかる必要があります．

4 どうして決めるの矯正力？

　矯正治療を行うということは，主として歯や歯群を移動させることです．発育を予想してとか，発育に挑戦してとかいわれる場面もありますが，歯列に限るならばまだしも，顎骨の発育に期待したり勝負を要する症例には手をつけないほうが無難だと思います．

　歯を移動させるためには，その歯に矯正力を負荷しなくてはなりません．移動したい歯に矯正力を働かせるためには，その反作用を受けとめてくれる固定（歯）が，どれほど重要不可欠であるかは，3章のC項で述べました．ここでは，移動させたい歯（被移動歯）に対する矯正力について考えてみます．

A　適正な矯正力

　歯に対する適正な矯正力とは，歯根や歯周組織を傷害しないで，歯に移動を開始するきっかけを与え，効率よく移動を続けさせるための刺激であり，不適正なそれは歯根や歯周組織に打撃を与えてしまいます．それではどれほどの刺激（矯正力）が適正とされているのでしょうか？

　マルチブラケット法では矯正力は通常，歯冠部唇（頬）面の中央，またはやや咬面寄りに作用させることが多いのですが，歯根の大小に応じて，また，同じ歯でも目的とする移動の種類（傾斜・歯体・根尖・回転など）によって適正な矯正力は異なります．そのうえ，用いるワイヤーとブラケットおよび結紮線との摩擦抵抗の問題もあります．しかし，安全性を第一に考慮するなら，若く健康な歯と歯周組織の場合には，ごく大雑把に，摩擦抵抗を含めて表 4-1 のグラム数を目安にしておいてください．

> 注1：歯の傾斜，回転，挺出の移動時は，表 4-1 に示した値の 20％くらいまで小さく，圧下では 50％程度小さく，歯体移動では 20％くらいまで大きい矯正力が適正である場合も，臨床上よく経験されるところです．適正というのは，歯が順調にもっとも速く移動し，歯根にも歯周組織にも傷害や異常をきたさないか，きたしたとしてもきわめて微小で，のちにかなりの自然修復が可能であるときの矯正力に対して適用されます．また，歯根未完成歯には原則として矯正力を加えないでください．
>
> 注2：歯に矯正力をかけると，ほとんどの場合，3日から1週間までの期間，軽度の痛みがみられます．痛みがひどいとか1週間以上も続く場合には，不適切な矯正力と考えてください．

4. どうして決めるの矯正力?

表 4-1 適正な矯正力の目安

下顎中切歯	50 g	上顎中切歯	80 g
下顎側切歯	60 g	上顎側切歯	70 g
下顎犬歯	90 g	上顎犬歯	100 g
下顎第一小臼歯	70 g	上顎第一小臼歯	90 g
下顎第二小臼歯	80 g	上顎第二小臼歯	80 g
下顎第一大臼歯	140 g	上顎第一大臼歯	150 g
下顎第二大臼歯	120 g	上顎第二大臼歯	130 g

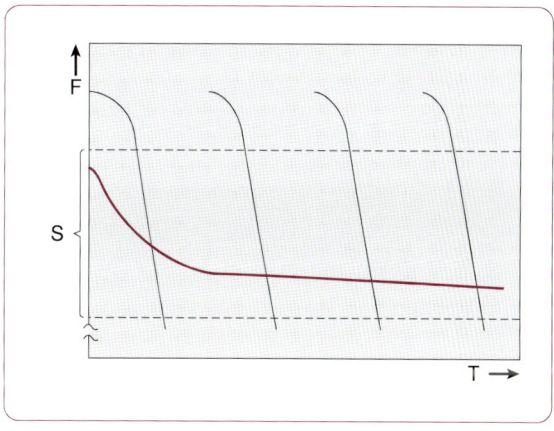

図 4-1 矯正力のかけ方
　グラフ中の赤線は連続的(持続的)な矯正力,黒線は中断的(断続的)な矯正力のかけ方を示しています.2本の点線の間は,歯の移動に適正な荷重の大きさの範囲です.中断力の場合,かなり大きすぎる荷重がかかりますが,時間的に短く(14〜15時間以内),途中休みの時間がおかれますので,歯根を傷害することはありません.なお,Fは矯正力,Tは時間,Sは適正な矯正力の範囲を示しています.

B 矯正力の種類

　一口に矯正力といっても,荷重のかけ方によって区分されています.そのうち,歯の移動の種類に応じた作用のさせ方によるものは,3章のA項(1)〜(6)の各移動の用語に力をつけたものとなります.
　いま一つ矯正力の荷重のかけ方の作用時間の違いによる区分があります(図4-1).

1. 持続力
　休みなく加え続けられる矯正力で,連続力ともいわれ,最初に負荷された力の大きさが,大きく減衰することなく,長時日持続するような荷重のことで,適正な矯正力としては表4-1で示した程度の大きさが目安となります

2. 中断力
　矯正力の作用しうる距離がきわめて短いため,最初に負荷した荷重が歯のわずかな移動だけで,短時間でゼロに近づいてしまうような矯正力.断続力ともいわれ,最初の荷重の大きさが続いても,ある程度の時間がくると中止され,しばらくの時間を経て,再び同じ荷重が加えられることを繰り返すような矯正力についてもいわれ,このときはかなり大きい荷重(500グラムから,ときにはキログラム単位)でも安全とされています.

5 もう一度見直そう不正咬合
―その種類と処置の思案―

　不正咬合には，親譲りのもの，顎顔面・口腔系の習癖的機能に誘発形成されたもの，歯の交代における各種の異常に伴うものなどがみられます．本著，1章Dの1に掲げた表現型や，不正の起因因子などから構成される不正咬合は，数限りなく多種多様ですが，その実，大まかにみるといわゆる出っ歯，受け口，過蓋咬合，開咬，交叉咬合（側方偏位咬合），叢生歯列，空隙歯列，狭窄歯列の8種のうちの一つ，または組み合わせにすぎません（図5-1，5-2）．

　また，いつ処置を開始したらよいのかは，不正咬合の種類や発現時期，そのほか諸々の条件によって異なりますが，術者にとって都合のよいのは，多くの場合，犬歯と小臼歯の交換中，それもこれらのうち2歯の交換がすでに終わりかけたころ以降，すなわち，不正の将来像が明確になり，対応処置が施しやすくなるころからのことです．

A 上顎前突（いわゆる出っ歯）

　上顎前突は上顎歯列弓または上顎前歯が，下顎歯列弓または下顎前歯に対して，通常よりも前方に位置しすぎているものの総称で，水平被蓋（over jet）度のみが大きい場合と，垂直被蓋（overbite）度もともに大きい（過蓋）場合とがあります．例外として，被蓋度には大きな異常のみられない両顎前突があり，正常咬合なのですが，審美（容貌）上から出っ歯の範疇に組み込まれています．また，オーバーバイトがマイナスのときは，開咬を伴うものとして，マイナス値が大きくなるにつれ，治療の難度が増します（図5-3C）．

　以上，多くはAngleのII級1類に属しますが，I級であることも少なくありません．

1 Angle II級1類の場合

a．不正の種類

　上顎第一大臼歯が下顎第一大臼歯に対し，正常（2章Cの1を参照）よりも1/2咬頭以上近心に咬合し，通常，上顎前歯が唇側に傾斜しすぎていることが多い．下顎前歯は，唇側に傾斜している場合から，かなり舌側に傾斜している場合まであります（図5-5）．また，上顎歯列弓に狭窄あるいは下顎歯列弓に狭窄または叢生を伴うこともあります．

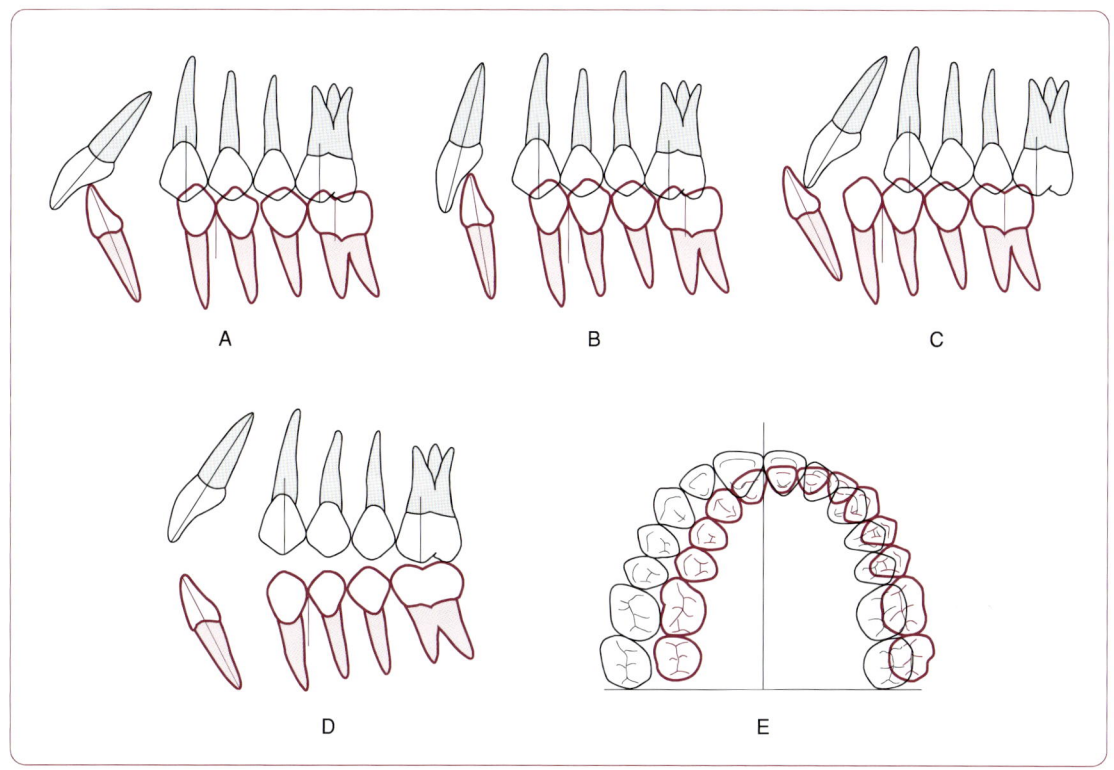

5. もう一度見直そう不正咬合─その種類と処置の思案─

図5-1　咬み合わせの異常の種類
　Aは上顎前突（いわゆる出っ歯），Bは過蓋咬合，Cは下顎前突（いわゆる受け口），Dは開咬（離開咬合），Eは交叉咬合（偏位咬合）．

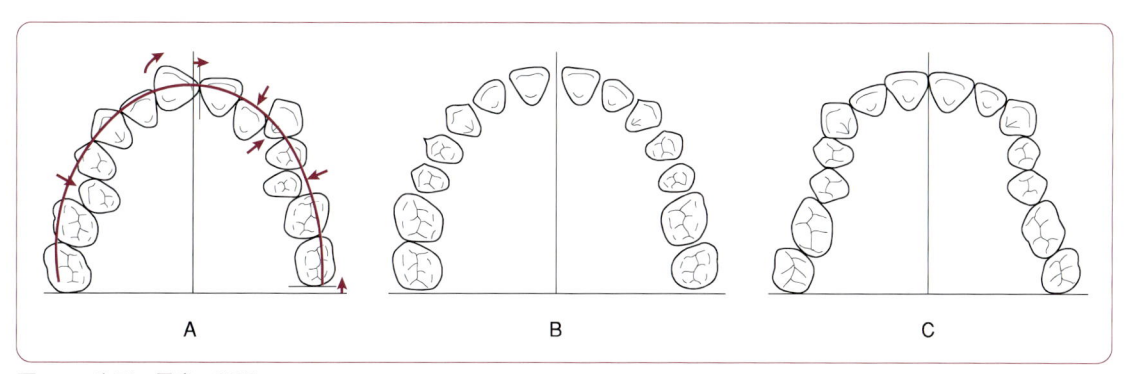

図5-2　歯列の異常の種類
　Aは叢生歯列，Bは空隙歯列．Cは狭窄歯列．

25

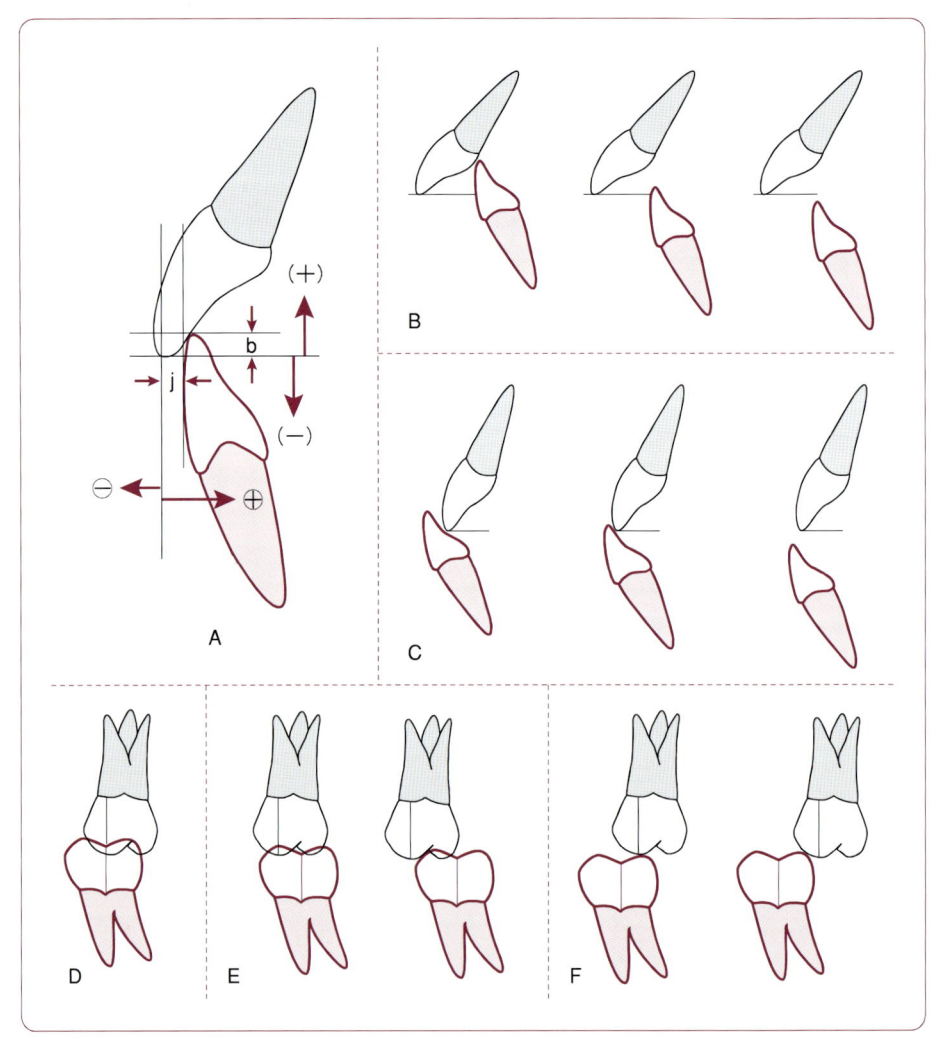

図 5-3 オーバージェットとオーバーバイトの正負の表現法と上顎前突および下顎前突の切歯と大臼歯のさまざまな状態

Aは切歯のオーバージェットの⊕⊖とオーバーバイトの(＋)(－)の表現部位を示しています．jはオーバージェット ＋jmm，bはオーバーバイト ＋bmmと表現します．Bは左から右へ過蓋を伴う場合から開咬を伴う場合までの上顎前突を，Cは左から右へ深い逆被蓋から開咬を伴う場合までの下顎前突を示しています．DはⅠ級関係の上下顎大臼歯，Eは半咬頭およびⅠ咬頭のⅡ級関係にある上下顎大臼歯，Fは半咬頭およびⅠ咬頭のⅢ級関係にある上下顎大臼歯を示しています．

b．処置の思案（図 5-4）

いずれにしても最大の問題は，臼歯のⅡ級関係をⅠ級に修正するかどうかにあります．

(1) もし，上下顎の大臼歯の近遠心的なズレが1咬頭もあって，歯の移動可能量から考えてⅠ級関係への修正がきわめて困難となれば，臼歯のⅡ級関係はそのままとし，上顎歯列のみから小臼歯を抜去し，上下顎の犬歯をⅠ級関係に修正して，上顎切歯を後退させます（図 2-10 参照）．

5. もう一度見直そう不正咬合—その種類と処置の思案—

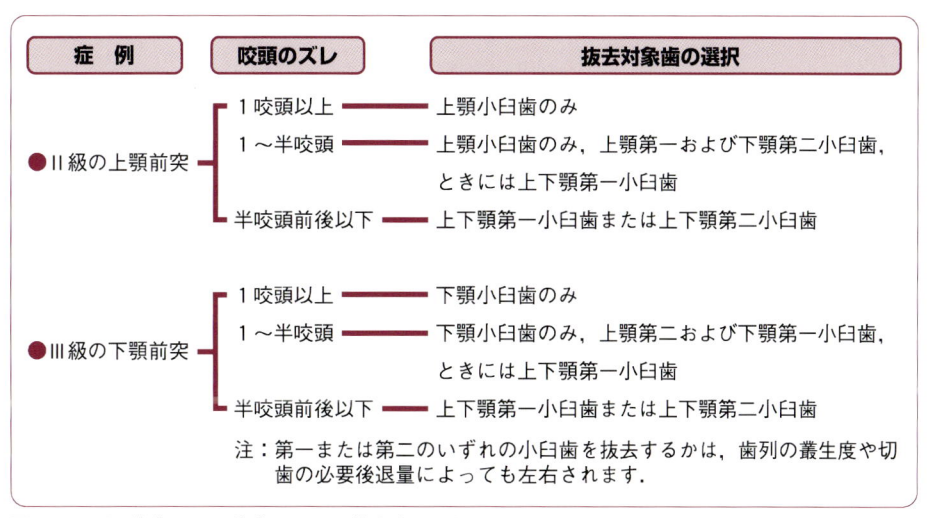

| 症　例 | 咬頭のズレ | 抜去対象歯の選択 |

- ●Ⅱ級の上顎前突
  - 1 咬頭以上 ── 上顎小臼歯のみ
  - 1 〜半咬頭 ── 上顎小臼歯のみ，上顎第一および下顎第二小臼歯，ときには上下顎第一小臼歯
  - 半咬頭前後以下 ── 上下顎第一小臼歯または上下顎第二小臼歯

- ●Ⅲ級の下顎前突
  - 1 咬頭以上 ── 下顎小臼歯のみ
  - 1 〜半咬頭 ── 下顎小臼歯のみ，上顎第二および下顎第一小臼歯，ときには上下顎第一小臼歯
  - 半咬頭前後以下 ── 上下顎第一小臼歯または上下顎第二小臼歯

注：第一または第二のいずれの小臼歯を抜去するかは，歯列の叢生度や切歯の必要後退量によっても左右されます．

図 5-4　上顎前突と下顎前突における抜去歯の選択

(2) 上下顎大臼歯の近遠心的なズレが 1 咬頭以下から 1/2 咬頭までで，上下顎の大臼歯の移動により I 級関係への修正が可能と判断されれば，上下顎の同名小臼歯を共に抜去するか，上顎第一小臼歯と下顎第二小臼を抜去して，犬歯と臼歯の I 級関係をつくりあげるとともに，上顎切歯，ときには上顎切歯と下顎切歯も後退させます

(3) 近遠心的なズレが 1/2 咬頭以下の場合には，上顎前歯の必要後退量や歯列の叢生の修正に要する必要なスペース量に応じて，非抜歯治療とするか抜歯治療とするかを決定し，非抜歯の場合（ズレが 1/4 咬頭以下のⅡ級）は上顎大臼歯を後方に牽引，抜歯の場合には上顎大臼歯を 1 mm 程度前方に，下顎臼歯を 3 〜 4 mm 前方に移動して I 級関係にします．

2　Angle I 級の場合

a．不正の種類

このときは，下顎歯列の前歯あるいは側方歯にかなりの叢生があるか，上顎前歯の唇側傾斜が一段とひどく空隙がみられるか，上顎歯列弓に狭窄がみられるか，それとも上下顎の歯列に同程度の類似した不正があるか，ほとんど正常咬合であるかのいずれかです．

b．処置の思案

いずれの場合でも，上顎前突であるかぎり，歯列弓の拡大による救済のみで目的を達成することが不可能と判断されれば，上下顎ともに抜歯して治療するのが賢明です．

注：上顎前突で，上下顎の顎骨自体の大きさの差や上下顎歯列弓の前後関係のズレがひどすぎる場合は，最初から外科的矯正を計画すべきで，けっして無理な歯の移動による治療を考えてはいけません．

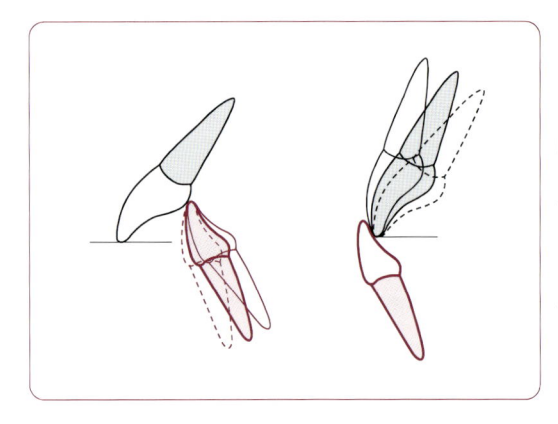

図 5-5：切歯の被蓋程度が類似する前突の切歯の傾斜度
　図のように，上顎前突では下顎切歯が，下顎前突では上顎切歯が，標準よりも唇側に傾斜している場合から舌側に傾斜している場合まであります．上顎前突で下顎切歯が舌側に傾斜している場合に，それ以上に舌側に傾斜させることや，下顎前突で上顎切歯が唇側に傾斜している場合に，それ以上に唇側に傾斜させることは許されません．したがって，これらの症例では対咬する上顎または下顎切歯の舌側への移動量が，他の場合よりも制限されます．

B　下顎前突（いわゆる受け口）

　下顎前突には，オーバージェットがマイナスで 7 mm ぐらいのものから 0 mm（切端位）に至るものがあり（図 5-3 C），このときのオーバーバイトは 7 mm ぐらいから 0 mm（切端位）までの段階があります．オーバージェットの値がマイナスで大きくなるほど，またオーバーバイトの値が小さくさらにマイナス（開咬）に大きくなるほど，治療の困難性が増していきます．また，上顎歯列弓に叢生や狭窄を伴う例もよく見かけます．

1　Angle Ⅲ級の場合

a．不正の種類

　通常，下顎第一大臼歯が上顎第一大臼歯に対し，正常よりも 1/2 咬頭以上近心に咬合していることが多く，1 咬頭以上の近心位もまれではありません（図 5-3）．上顎切歯は，舌側に傾斜しすぎていることもありますが，それほど数多くは見られず，標準的な傾斜度か，どちらかといえば唇側に傾斜している例のほうが多く見られます（図 5-5）．

b．処置の思案（図 5-4）

ここでも，最大の問題はⅢ級関係をⅠ級に修正するかどうかです．

① 上顎第一大臼歯に対し下顎第一大臼歯が正常よりも 1/2 咬頭以上近心に咬合している場合，下顎の小臼歯のみを抜去して，大臼歯のⅢ級関係はそのまま残し，上下顎犬歯をⅠ級関係に修正して前歯の正被蓋を獲得する（図 2-11 参照）か，可能性の見込めるときは上顎第二小臼歯と下顎第一小臼歯を抜去して，上下顎大臼歯と上下顎犬歯をⅠ級関係に修正しつつ切歯の被蓋を改善します．

② 下顎第一大臼歯の近心咬合が 1/2 咬頭以下のとき，多くのケースで上下顎の同名小臼歯を抜去し，できるだけ上顎大臼歯を前方に，可及的に下顎大臼歯を後方

に移動させてⅠ級関係を確立させつつ，切歯の被蓋を改善します．この場合でも，下顎大臼歯のⅢ級咬合の程度に応じて，下顎は第一，上顎は第二小臼歯の抜去を要することがあります．

2 ── Angle Ⅰ級の場合

a．不正の種類

下顎切歯が，唇側に傾斜し多少の空隙を有するか，標準的な傾斜度であることが多く，上顎歯列弓に叢生や狭窄の，ときには上顎切歯に舌側傾斜の見られることもあります．

b．処置の思案

上顎歯列弓の拡大（前方や側方へ）や下顎歯列弓（とくに前歯群）の後方への牽引（Ⅲ級ゴムなど）が有効です．

> 注：下顎前突の場合でも，上下顎の顎骨の大きさの差や上下顎歯列弓の近遠心的位置のズレが大きすぎる場合，また術前の段階で上顎前歯の唇側傾斜度が大きすぎ，同時に下顎前歯の舌側傾斜度も大きすぎる場合には，最初から外科的矯正を計画することが肝要です．

C 過蓋咬合と開咬の場合

一般に，過蓋咬合や開咬は，治療のむずかしい例が多く，とくにオーバージェットが 3 mm 以下で下顎切歯が上顎切歯の歯頸部歯肉やそれより深くに咬み込んでいる過蓋咬合や，上下顎切歯の切縁間のオーバーバイトがマイナス 2 mm 以上の開咬を伴う不正咬合は，矯正歯科専門医に委ねるほうが無難です．

よく，逆被蓋の深い反対咬合やオーバーバイトが幾分マイナスの開咬を伴う上顎前突は，治療が容易であるといわれますが，治療中の技術的なコントロールは必ずしも容易ではありません．

要するに，数歯以上の歯群をまとめて，大きく圧下したり挺出させたりする必要のある症例には，歯の安全性の問題を含めて，かなり高度な治療技術を要しますので注意してください．

D 叢生歯列の場合

叢生歯列は日本人にもっとも多く，その発現率は 30％以上にも達します．これは親譲りのものがほとんどですが，歯の交代期のカリエスに起因するスペース不足や，軟食習慣による顎発育の不十分などがかかわっていることもあるとされています．

a．叢生の種類

① 両側の歯列間幅径が狭まっている（狭窄：歯性と顎骨性とがある）ため，前歯の排列スペースが不足して生じた叢生
② 大臼歯が近心に転位したため小臼歯部や前歯部に生じた叢生
③ 切歯が舌側に傾斜や転位したために犬歯・小臼歯部に生じた叢生
④ 顎骨の前後的発育がわるい（不足）か，歯が大きすぎるために生じた叢生

> 注：叢生は，いろいろな不正咬合に合併していることが多いので要注意です．

b．処置の思案

叢生自体の治療は比較的容易なことが多く，基本的には前項aの①〜④の起因に対応すればよいのですが，それには，常に上下顎の歯列の咬合というものを念頭におく必要があります．叢生の見られる上下顎いずれか片顎のことだけに気をとられていると処置を誤ることになります．状況に応じて，歯列弓や上顎骨の拡大，大臼歯の遠心移動（せいぜい1mmまで），切歯の唇側移動，永久歯の抜去などの処置を行います．

> 注：この処置には，合併している不正咬合の治療との兼ね合いを十分に考慮してください．

E　空隙歯列の場合

空隙歯列は，それほど頻繁に見られるものではありません．歯列のどこか一，二箇所の空隙はときどき見出せますが，歯列全体にわたるものはまれです．ただ年齢がすすむにつれ，歯周疾患の進行とともに，前歯部分に空隙が発生しているのはよく見かけます．

歯列における空隙の発現は，歯と顎骨との大きさのバランスがとれていないか，舌の口腔中に占める容積が大きすぎたり，機能動態に異常があったり，歯周疾患で歯槽骨の退縮により歯の骨植が衰えることに起因します．

いずれにしても，舌動態のことを考えると，歯列弓の形や大きさをあまり変えないで，生じている複数の空隙をどこか一，二箇所に集中させるのが無難なことが多いようです．ただし，上（両）顎前突を呈する上顎前歯の空隙は，咬合を挙上して前突の治療をすることによって，また，下顎前突の下前歯の空隙は，反対咬合を治療することによって改善されることが比較的多くみられます．

F 交叉咬合（側方偏位咬合）の場合

　側方にズレたこの咬合は，上下顎の顎骨自体の大きさや形に不調和があったり，上下顎歯列弓間の大きさ，形，配置関係に歪みがあるものから，ほんの数歯の頰舌的対咬異常から派生しているものまで見られます．

　ほんの数歯の対咬異常に起因するものは，当該部分を修正する（ときには抜歯も必要）ことで治療が可能となりますが，それ以外の交叉咬合は矯正歯科専門医に委ねるのが得策です．

　とくに，幼児や小学校4年生頃までの交叉咬合は，その後の顎骨自体や顎関節の発育を歪ませますので，ただちに矯正歯科専門医に紹介してください．

6 ほんとに必要？歯の抜去

　矯正治療に際しては，まず非抜歯で治療ができないかを考えますが，残念ながら，しばしば健全な歯を抜去せざるをえません．もし，その近くに，歯冠や歯根のかなり病んだ歯があれば，代りにその歯を標的にしますが，抜去することに変わりはありません．

A　歯の大きさについて

　一般に，欧米人に比べて日本人は歯が大きく，しかも頭蓋が短頭型（**図6-1**）であることから，歯のすべてを収めるには顎の奥行きが不足しがちであるといわれています．これは，日本人の約3人に1人の歯列に，大なり小なりの叢生が見られるのと関連しているのかもしれません．また，日本人の矯正患者の大部分は，正常咬合者に比べて個々の歯の歯冠近遠心幅径が大きいことは，著者の長年の臨床から得られた経験でもあります．

　なお，参考として，1965年に著者らが計測した日本人青年正常咬合者の歯冠近遠心幅径の上下顎の平均値を**表6-1**に掲げます（日矯歯誌）．

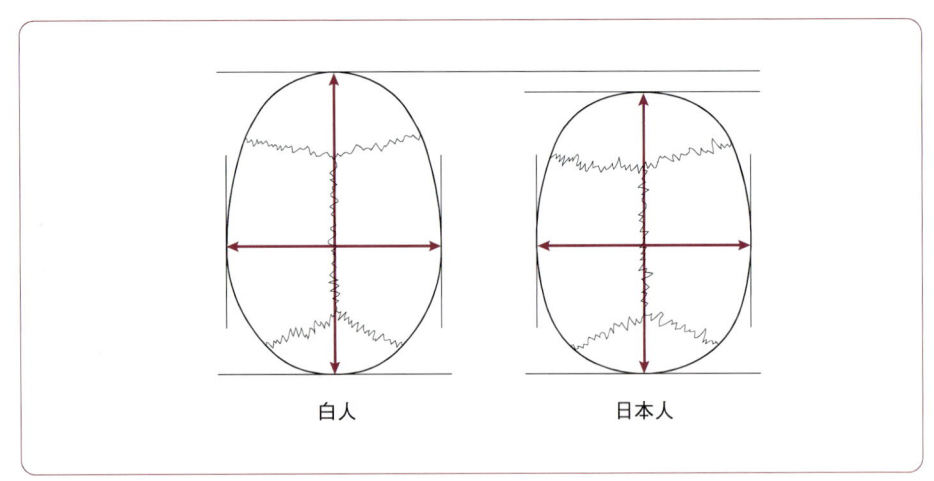

図6-1　日本人と白人の頭蓋骨の比較（上面観）
　白人に比べて，日本人の長径（前後径）は短いが，幅径はほとんど同じです．また，歯の大きさは日本人のほうが白人よりも大きいことが知られています．これらのことが，日本人に叢生歯列をもたらしやすい原因になっていると考えられます．

表 6-1

	上顎（mm）		下顎（mm）	
	男子	女子	男子	女子
中切歯	8.52±0.43	8.17±0.41	5.45±0.29	5.18±0.32
側切歯	7.04±0.56	6.60±0.51	6.06±0.36	5.83±0.36
犬歯	7.94±0.39	7.59±0.41	7.01±0.34	6.61±0.42
第一小臼歯	7.44±0.41	7.17±0.39	7.30±0.43	7.00±0.37
第二小臼歯	6.90±0.34	6.55±0.47	7.22±0.41	6.97±0.38
第一大臼歯	10.66±0.54	10.36±0.57	11.60±0.57	11.11±0.59
第二大臼歯	10.20±0.49	9.53±0.46	11.02±0.68	10.34±0.77

B 抜歯か非抜歯か？

1 上顎第一大臼歯の遠心移動と第二・第三大臼歯の抜去について

　Angle は上顎第一大臼歯は，その個体の上顎骨のなかで，自然に定められた不変の位置を占めているとし，それを基準に不正咬合の分類を行っています．これは，まさに彼の卓見であるといえます．歯の交換中に乳臼歯の歯冠崩壊や早期脱落がなければ，上顎第一大臼歯の位置は近遠心的に本人固有の正しい位置にあると思います．

　最近，この歯の遠心移動を行って，それより前方にある歯の排列余地を稼ごうとする風潮があるやに見えます．成長の流れからしても，この歯が顎(骨)弓の前端と後端の両者に対して前下方へと移動し続けることを考えると，上述の原因による近心転位が生じていないかぎり，第一大臼歯の遠心移動は自然に反する行為といえます．もし，移動ができたとしても，せいぜい 1 mm までのことで，それ以上の移動をしたければ，第二大臼歯を抜去するか，状況に応じて第三大臼歯を抜去するしかありません．しかし，第二大臼歯の抜去は健全な第三大臼歯が存在する場合に限られます．

2 小臼歯の抜去について

　顎(骨)弓の大きさに対して歯冠の幅径が大きすぎると，歯列に叢生が生じるか，前歯が前方に傾斜（前突）するか，これらの両者が見られるかのいずれかになります．とくに，第一大臼歯の近心転位が認められないかぎり，この場合の治療の目的を達成するために，通常，小臼歯が抜去の対象となります．どの小臼歯を抜去するかは，歯列の叢生や前歯の前突を改善するために必要なスペースの量（mm）の大小を推定したり，上下顎の臼歯の対合状態（Ⅰ・Ⅱ・Ⅲ級）の処置をどうするか（図 6-2)，によって決定します（前章と図 5-4 も参照してください）．

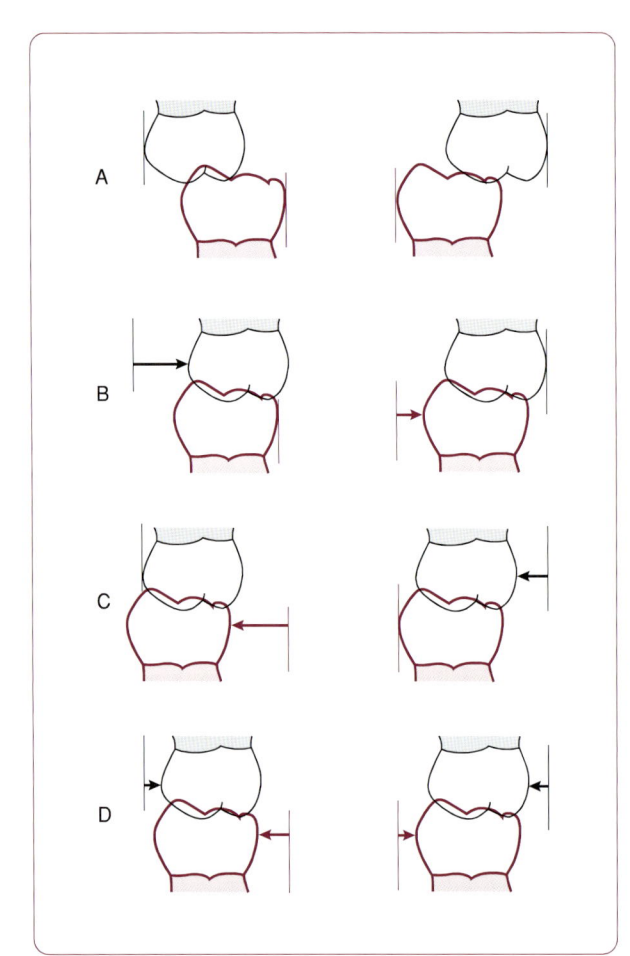

図6-2 上下顎大臼歯のⅡ級およびⅢ級関係のⅠ級への改善

左列の図で，AはⅠ咬頭Ⅱ級の状態を示しています．これを，上顎大臼歯の遠心移動のみ（B），下顎大臼歯の近心移動のみ（C），上顎大臼歯の遠心移動と下顎大臼歯の近心移動の両方（D）でⅠ級関係に改善する場合を示しています．実際の臨床では，上顎大臼歯が近心にロスすることがあり，もう少しさまざまな事態に対応する必要があります．右列はⅢ級の場合を示しています．

> 注：歯は，移動に要するスペースさえあれば，近遠心的にはかなりの距離（10 mm近く）を移動できます．しかし，時間がかかり，それにつれ，歯根や歯周組織を傷める可能性が強いため，推奨できません．この移動は，せいぜい7 mm以内にとどめるような計画を立ててください．また，歯の傾斜移動もせいぜい30度前後まで（倒れ込んでいる歯を引き起こす場合は別として）を限界としてください．

3 その他の抜去

矯正治療上の抜歯で，歯冠や歯根および支持骨にかなりの病変の見られる歯が，しばしば標的とされるのは当然のことです．

一方，他の歯のすべてが整然と排列し，その咬合も大目に許される範囲内の状態であるにもかかわらず，ある歯のみが歯列からはみ出しているような場合には，その歯を抜去することがあります．このときは，ほとんど矯正治療を要しないことが多いよ

6. ほんとに必要？歯の抜去

うです．また，治療期間をどうしても短縮する必要のあるときにかぎり，咬合のことを多少犠牲にした抜去をすることもあります．

> 注：特別の場合を除いて，通常，犬歯は抜去の対象から外されます．これは，
> (1) 前歯・小臼歯中で最大の歯根をもつ
> (2) 他の歯に比べてカリエスに罹りにくい
> (3) 切歯と小臼歯とに正しく接触する必要から，近心と遠心との接触点の高さが異なる（このような側方歯は他に得られない）
> などの理由からです．

7 歯の排列スペースを考えよう

　歯の排列スペースが十分か不足するかは，矯正歯科治療の根幹にかかわる問題です．整列不可能な歯列にはよい咬合はありえません．歯列・咬合・口許の不満を訴えて来院する人のほとんどには，必ずといってよいほどに排列スペースの問題がつきまとっています．

A　排列スペースと空隙歯列

　(1)　顎骨の大きさに対して歯の大きさが小さい場合には，当然，部分的ないし全体的に空隙歯列が生じます．このときは，歯列のどこか適切な1〜2の部位にスペースを集中させるように，歯の移動を行います（図7-1）．

　(2)　顎骨と歯の大きさが調和していても，舌と口唇・頬との機能バランス（大きい舌や口腔習癖を含む）が崩れていると空隙歯列が派生します（逆に叢生歯列となることもあります）．このときは，機能動態の修正トレーニングが達成されないかぎり，歯列を矯正しても再発します．ただし，たまには歯列を矯正すると機能動態の改善が随伴することもあります．

　(3)　顎骨と歯の大きさが調和していても，歯周の疾患や老化現象により，歯の支持組織が弱ると空隙（とくに前歯部）歯列となります．このときも，スペースを適切な部位の1〜2箇所に集中して，そこに"隙"を補綴するか，歯の移動により空隙を閉鎖して，他の健全な歯群と裏打ちをして繋ぐ方法をとります．

B　排列スペースの不足

　(1)　顎骨の大きさに対して歯の大きさが大きすぎると，排列スペースが不足して叢生歯列となります．このとき，不足の合計が5 mm以下であれば，歯列の全体的な拡大をはかります．ただし，対顎の歯列との正しい対咬関係を崩さないでください．スペース不足が5 mm以上のときは，抜歯症例とするのが無難です．

　(2)　顎骨と歯の大きさ間に問題がなくても，切歯群の舌側転位（傾斜），小・大臼歯の舌側転位（狭窄），大臼歯の近心転位（乳・小臼歯の歯冠崩壊や早期喪失によるもの）などによって，排列スペースが奪われて叢生歯列が発生します．このときは，スペースの不足量に合致して補償できるだけの，切歯の前方拡大，小・大臼歯の側方拡大，

7. 歯の排列スペースを考えよう

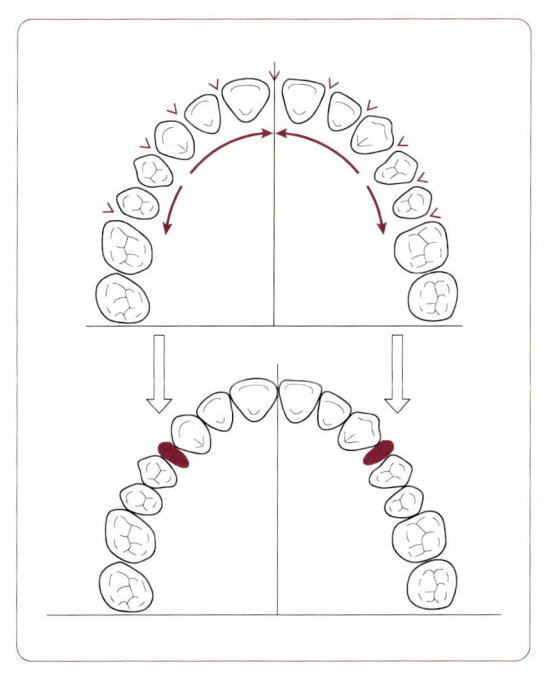

図 7-1　空隙歯列の処置

空隙歯列（上図）の多くは，空隙を適切な1～2カ所に集中させる（下図）のが得策です．とくに，歯の大きさが標準よりも小さい場合はなおさらのことです．場合によっては，唇側傾斜している前歯群を舌側に移動することによって空隙を閉鎖しますが，この場合は永久保定の手法を考慮する必要があります．

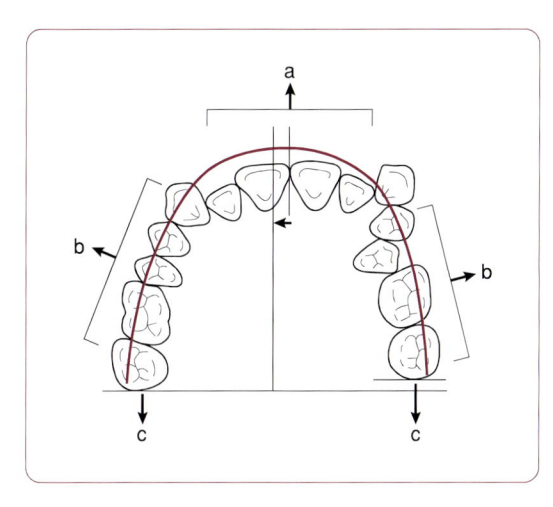

図 7-2　叢生歯列の排列スペース不足の解消法

これには，a：前歯の唇側への拡大，b：犬歯・臼歯の側方への拡大，c：臼歯の遠心への移動，d：永久歯の抜去などがあります．治療目標に到達するにはa，b，c，の1つ以上の処置では不十分またはそれらの処置が不適切と判断されると，dの抜歯が適用されます．

大臼歯の遠心移動などが可能と判断できれば，非抜歯で治療をします．不可能と判断されれば当然，抜歯症例となります（**図7-2**）．

(3) 排列スペースの不足は，前歯を現状の位置よりも後退（舌側移動）させる必要があるときにも生じます．この場合も，側方拡大や大臼歯の遠心移動で間に合わなければ（ほとんどのケースで間に合わない）抜歯ケースとなります．

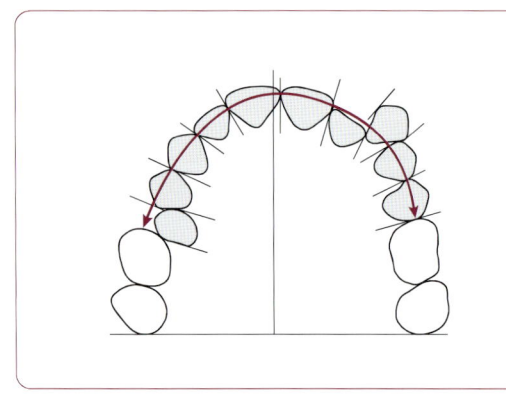

図 7-3　排列スペースの過不足の算定

　歯列弓の周長（矢印のついた赤線の長さ a）を測定します．続いて一側の第二小臼歯から反対側の第二小臼歯まで，計 10 歯の歯冠近遠心最大幅径を計測し，それら 10 歯の合計 b を算定します．スペースの過不足 c は，a－b＝c（マイナスになればスペース不足）となります．切歯を舌側に d mm 移動する必要がある場合は，c からさらに 2×d を差し引いた値がスペースの不足量となります．

C　排列スペース算定の方法

　(1)　排列のためのスペースは，まず，一側の第一大臼歯の近心面から他側の第一大臼歯の近心面までの，小臼歯の頰側咬頭頂と犬歯・切歯の尖頂・切縁を連ねる（頰・唇—舌的転位歯を除く）本来のアーチの線分長さ（a とする）を計測します．つぎに，左右の切歯，犬歯，小臼歯の歯冠近遠心幅径を計測し，それら 10 歯の合計（b とする）を算定します．a から b を差し引いた値（c とする）がスペースの過不足量となり，c のマイナス値は不足分を表します．

$$a - b = c$$

　(2)　もし，前歯を後退させる必要がある症例では，c の値からさらに必要な後退量（d とする）×2 を差し引きます．この値（e）がこの症例のスペース不足量です．

$$c - 2d = e$$

　(3)　c あるいは e の値が，マイナスで 5 mm を超えるほとんどの症例で，1 歯ないし 2 歯の抜歯が必要となります．マイナス 8 mm を超えると，間違いなく 2 歯以上の抜歯を要します．

> 注：小臼歯が未萌出の場合には，**表 6-1** の各小臼歯の近遠心幅径の平均値に 0.3 mm を加算して推定値としてください．

8 ないと危険だ採得資料

　矯正治療を実施しようとすれば，当然その前に，患者さんの不正咬合に関するいろいろな情報や実態の把握が必要になります．とくに矯正治療では術前，術中，術後にかけて，患者の形態的構造の変化や，関係諸組織の病理的異常の有無の状況を確認するために，幾度となく精細な観察や資料採得による検査を実施する必要があります．これらは同時に，患者さんの治療施術前から術後に至る経過の実態の証拠資料ともなり，患者さんへの説明に生かされるばかりか，場合によっては，将来不可欠の証拠として要求される可能性さえあります．
　ここでは，最小限必要な情報収集・記録資料を主として掲げることにします．

A 初診時の問診調査事項

① 来院事由（動機，主訴，希望，期待）
② 不正咬合に気付いた時期
③ 不正咬合の経過状況
④ 口腔習癖の有無（あればその種類と期間）
⑤ 不正咬合に関連する家族歴（親族を含めて）の有無
⑥ 怪我や出血の治癒の難易
⑦ 顎関節症に関連すると思われる痛みや開口困難の有無（過去の経験も含む）

B 初診時の観察事項

① 体型（痩身質，筋肉質，肥満質）
② 顔型正面（細面，角面，卵・丸面，顎の側方偏位，長顔，短顔）
③ 顔型側面（いわゆる出っ歯感の種類，受け口感の種類，下顎下縁線の傾斜度）
④ 上下口唇およびオトガイ部軟組織の状況
⑤ 口腔内での歯列と咬合の異常状態および顎運動と咬合の動態
⑥ 舌の大きさや動態，嚥下時の口唇の緊張状況
⑦ 歯肉ならびに口腔内軟組織の健康状態
⑧ 口腔内の清掃状態，カリエス状況

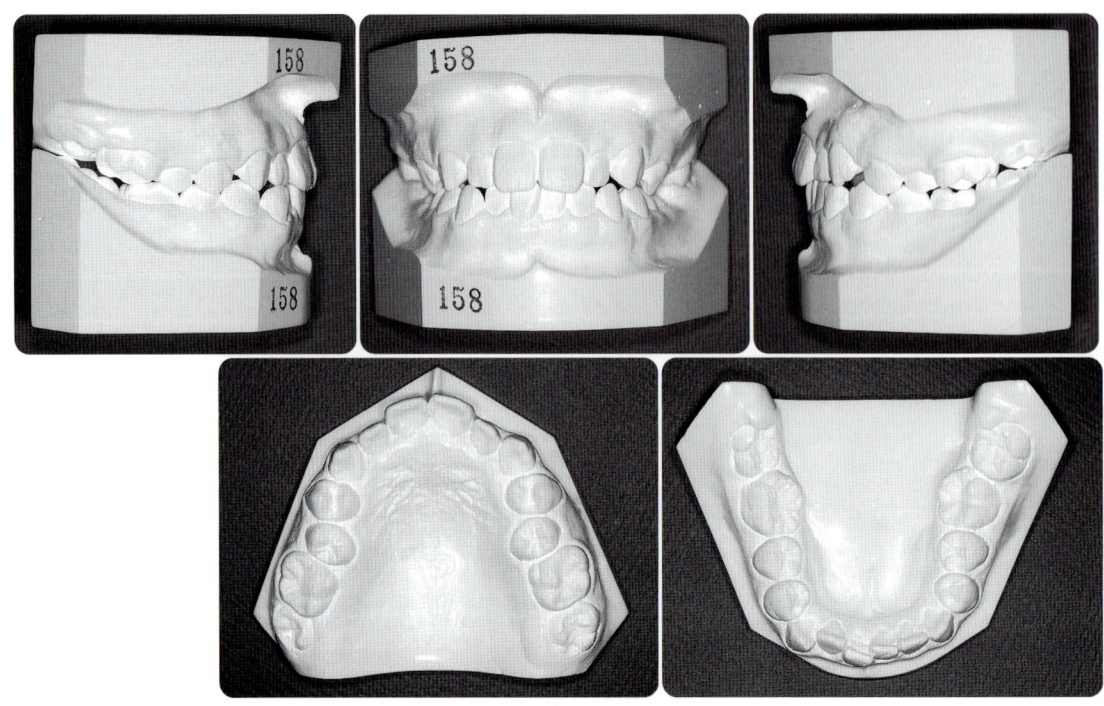

図 8-1 症例の歯列石膏模型

C 歯列の石膏模型

　この模型は，最小限 7〜8 年間保存を要し，硬石膏での作製が必要です．また，必ず上下顎の咬合状態（咬頭嵌合位）が確認できるよう，正確なバイトチェックが採られていなければなりません．さらに，模型には歯肉・頰移行部分（歯槽基底部）までが再現されていることが望まれます（図 8-1）．

1　咬合面観での観察

　上下顎の各歯列について，歯列弓の形と大きさ，現存歯数，個々の歯の転位と捻転，叢生状況，空隙様相，歯冠崩壊に伴う転位，咬耗の様相など

2　唇面，頰面および舌面観での観察

　a．上下顎の各歯列について
　　個々の歯の傾斜度と転位，歯冠崩壊に伴う転位，過剰歯，矮小歯，奇形歯など．
　b．上下顎の咬合状態について
　　両側の第一大臼歯および犬歯の対咬関係（Ⅰ・Ⅱ・Ⅲ級），上下顎正中のズレ，1 歯対 1 歯対咬か 1 歯対 2 歯対咬か（図 2-4〜2-6 参照）．

> 注：模型は，上下顎の咬合状態を舌面からも観察できる最良最高の資料です．

3 ── 模型の計測

必ず，各歯の近遠心幅径をノギスで計測し，正常咬合者の標準値（表 6-1 参照）と比較してください．また，上下顎それぞれの歯列について，両側の小臼歯 4 歯と 6 前歯の幅径の総和を算出し，その和と第一大臼歯の近心面から反対側の第一大臼歯の近心面までの歯列弓弧長（周長）の大きさと比べ，排列スペースの十分，不十分を検討してください．

いま，仮りに切歯を a mm 舌側に後退させる必要があると判定された症例の場合，歯列弓周長の計測値から a×2 mm を減じて，排列のスペースを計算してください．スペースの不足分は小臼歯の抜去によって補なわれざるをえないことがしばしばあります．逆に，切歯の前方への移動 b mm が望まれる場合には，周長に b×2 mm を加えて計算してください．さらに，歯列弓幅径が 4 mm 拡大可能である場合には歯列弓周長に 4 mm を加えた値としてください．

D 正面と側面の顔写真

これらの写真は，主として直感的に受ける患者の顔の印象の記録であり，主訴とされた下顔面側貌，とくに口許の不調和の状態を詳細に観察（どのように修正するべきか）できます．したがって，治療方針設定に重要な参考として利用されます．一方，治療に伴う顔貌の変化の様相を把握あるいは説明するためにも不可欠の資料となります．

E パノラマX線写真および必要部分のデンタルX線写真

全永久歯の数，形態，歯根状態，所在位置などの異常の有無と歯槽骨梁様相の確認．乳歯根の吸収状況，過剰歯の有無，歯槽骨・歯根膜病変の有無などについて詳細厳密に読影します．これが歯の移動の是非を決することもあり，抜去歯の決定に影響を及ぼすこともあります．また，患者さんとの間でときどき問題とされる，治療に伴う歯根吸収の有無の判定に，術前のX線写真は不可欠の証拠資料となります（図 8-2）．

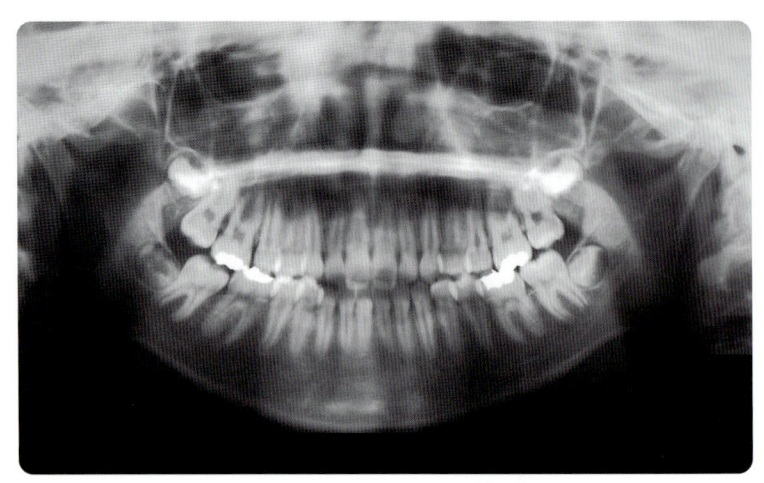

図8-2 歯のパノラマX線写真

F 頭部X線規格写真

1 側面X線写真

　この写真は，矢状面に投影された頭部骨格の構成状態を鑑別して把握するために利用します．とくに，上下顎顎骨と歯について，それらの配置関係と傾斜度合などが計測により判断されます．しかし，患者さんの顔と歯列・咬合を十二分に観察すれば，この写真がなくてもおよそその判断は可能なことが多く，とくに判断に困るような症例以外，写真を無理に撮る必要はありません．

2 正面X線写真

　顔面の非対称や顎偏位の著しい患者，その他，外科的矯正法の適応症の場合以外には，この写真の利用価値はほとんどありません．

G その他の検査など

　顎関節症の疑われる患者さんやとくに異常な（不自然な）顎運動を示す患者さんを除いて，本章A〜F以外の審査や検査は不要です．

9 横顔の口許をよく観てみよう

A 不正咬合の基本的な構成内容

　5章の冒頭で，大まかに見ると不正咬合は，①いわゆる出っ歯，②受け口，③過蓋咬合，④開咬，⑤交叉咬合，⑥叢生歯列，⑦空隙歯列，⑧狭窄歯列のいずれか一つ（図5-1，5-2参照），またはそれらの組み合わせにすぎないと記しました．特殊な場合を除き，相談者の95％近くがこの範疇に当てはまると思います．

　そこでまたまた大雑把に考えて，頭蓋は①脳頭蓋，②上顎骨部（鼻上顎複合体），③下顎骨，④上顎歯，⑤下顎歯の5要素（図9-1）から構成されているとしますと，各要素にはそれぞれの大きさ，形，方向があり，各要素間にはそれらが繋がり合っている配置（位置）関係があります．そこで各要素間の大きさ，形，方向，配置関係のいずれか一つまたはそれ以上の不調和がある程度以上になると，相互間の補正（代償）機構が間に合わなくなって不正咬合が発現します．①から⑧までの不正咬合はこうしてでき上がった結果ですが，それぞれにはさらにでき上がり方の違いがあり，この違いを見分けるのが鑑別分類（診断）です．

　しかし，頭部X線規格写真がない場合にはこれらの詳細を確認できませんし，本書では外科手術を要するような大きい異常や不調和は取り扱わないことにしていますので，外貌や顔の写真と歯列石膏模型からおおよその判断（見た眼の印象）をするのがよいでしょう．

B 見掛け上の口許の良否

　本手引き書では，顎骨の発育に対応を要するような症例にはいどまないことを原則としていますので，矯正歯科治療による外貌上の変化は口許に限られます．したがって患者の口許の観察はきわめて重要な意味をもつことになります．

　口許の良否の判断の基準線には，古くから esthetic line（図9-2）がもっともよく用いられています．この線は鼻尖部外形とオトガイ部外形との接線で，上赤唇と下赤唇の先端のそれぞれが esthetic line 上にあるか，前方または後方にどれほどはみ出ているかによって口許の調和，不調和を判断する基準として利用されています．

　白人の場合，上下の赤唇の先端がともに，この線上より1～3mm後方にあって，上

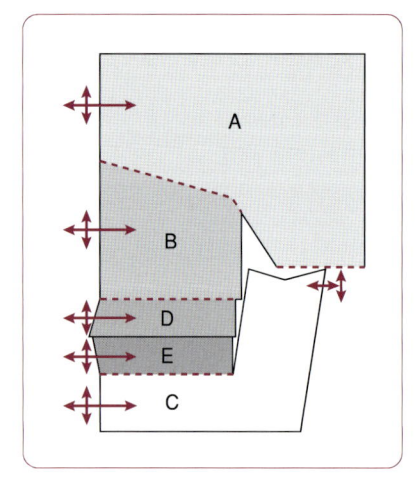

図 9-1 頭蓋の構成
　頭蓋は脳頭蓋（A），鼻上顎複合体（B），下顎骨（C），上顎歯（D），下顎歯（E）の 5 要素で構成されています．これらの各要素は，それぞれ，前後，左右，上下に独自の成長変化をしますが，相互に結合しており機能的関連を有するため，まったく自由自在に成長するわけではありません．しかし，各要素間の大きさ，形，位置　関係などのちょっとした不調和が，さまざまな不正咬合となって現れます．

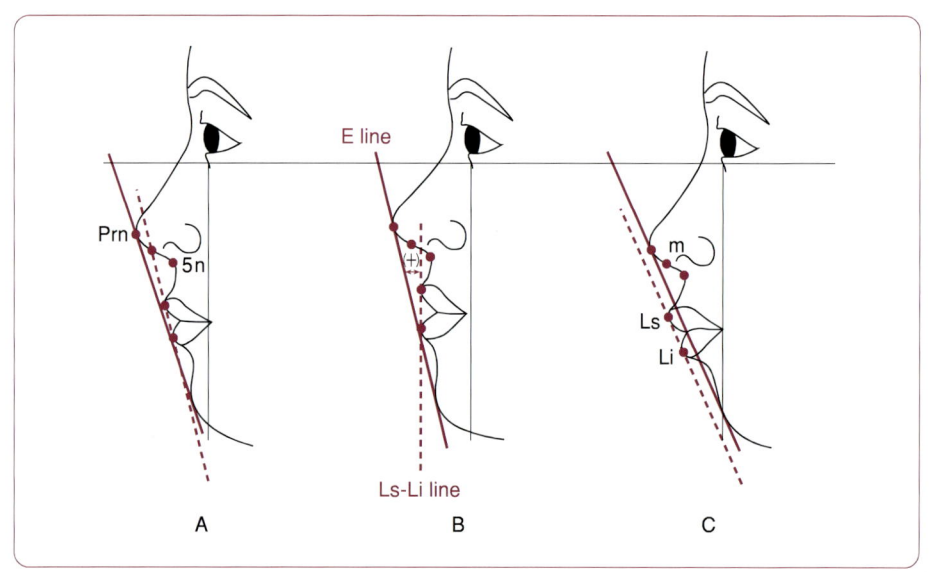

図 9-2 横顔での口許の観察
　A は調和的な，B は受け口，C はいわゆる出っ歯の口許の profile を描いたものです．E line（esthetic line）は鼻尖とオトガイとの共通接線で，赤丸は，上から Prn, m, Sn, Ls, Li の各計測点を示しています．眼窩平面（黒の垂線）に対する E line の角度および E line に対する Ls-Li line の交差角のあり方の違いに注目してください．

　下赤唇部の共通接線（Ls-Li line）が ethetic line（E line）となす角度は，0 か下赤唇先端が上赤唇先端よりもわずかに ethetic line に近いのが理想的な口許とされています．
　日本人の場合，10 名の審査員によって口許がよいと判定された 44 名の青年成人女性（1961：日矯歯誌）について，今回あらためて著者が調査した結果では，上赤唇の前端が esthetic line より前方にあるのはわずか 4 名で，その距離も 2 mm 以内に止どまり，このときの下赤唇もすべてこの line より前方にあって，1〜4 mm の距離

の範囲におかれていたため，esthetic line と Ls-Li line とがなす角度は 0〜5 度に収まっていました．なお，彼女らの Ls-Li line が上方で側貌外形線を通過する部位は鼻尖点（Prn）と，鼻下点（Sn）と鼻尖点（Prn）の中央点（m）との間に見られました．

　残る 40 名は，上下赤唇ともに esthetic line 上が 8 名で，16 名の上赤唇は line より後方 2 mm 以内，下赤唇は line の前方 2 mm 以内にあり，他の 26 名の赤唇は上下ともにこの line より後方にあって，これら 40 名の Ls-Li line と esthetic line とがなす角度は 0〜10 度の範囲に限られていました．さらに，この 40 名の Ls-Li line が上方で側貌外形線と交叉するのは，鼻尖点（Prn）と鼻下点（Sn）との中央点（m）付近がもっとも多く 26 名に達し，他は Prn 点と m 点の間が 12 名，m 点と Sn 点との間が 2 名に見られました．

> **注**：一般に，esthetic line に対し Ls-Li line は平行か，line の上部が下部よりも後方に傾くのが通常で，上顎前突や下顎前突の場合には，この傾斜角度の大きさや Ls-Li line が側貌外形線と交差する部位に異常がみられます．
> 　なお，出っ歯さん 15 名の Ls-Li line の傾斜角は平均 10.2 度，受け口さん 15 名は 20.4 度で，Ls-Li line が上方で側貌外形線と交差する部位は，前者で鼻尖点（Prn）と中央点（m）との間で交差する者と，Prn より前方で交差点がない者が約半数ずつであり，後者ではすべて鼻下点（Sn）と中央点（m）との間で交差していました．
> 　また，眼窩平面に対する ethetic line 自体の傾斜度は，よい profile の集団に比べて，上顎前突では 3 度大きく，下顎前突では 3 度小さい平均値を示していました．

10 マルチブラケット法を理解しよう

　一口に矯正装置といっても，それにはいろいろな種類があります．顎内と顎外，機能的と器械的，持続力的と中断力的(図4-1参照)，固定式と着脱式など分類の仕方だけでもいろいろとあります．それぞれの装置には利点・欠点がありますが，なかにはある目的のためには絶体この装置しかないというものもあります．
　しかし今回は，最近その取り扱いがかなり容易となり，歯の三次元的な移動にもっとも頻用されているマルチブラケット装置（とくにエッジワイズ装置）のうちストレート・アーチワイヤー法を，主として取り上げることにしました．

A　マルチブラケット装置について

1　装置の概要

　これは，従来からの多数帯環装置と基本的に変わるものではありません．接着剤の進歩によって，帯環なしでブラケットやチューブを，歯に直接着けられるようになっただけのことです．それでも，大臼歯には今でも帯環を作製し，セメント合着することのほうが多いのが現状です．一方，歯に矯正力を働かせるためには，各種のワイヤーやエラスティック（弾力ゴム）を，目的に合うように工夫（設計）してブラケットやフックに取りつけます．

> 注：治療目標の達成上，このような装置だけでは不十分と考えられる場合には，ある期間，舌側装置（舌側弧線 など）や顎外固定装置を併用します．

2　ブラケットの設計とその役割

a．ブラケットの溝（スロット）について

　ブラケットはそのベースの縦軸（長軸）が，歯冠長軸に沿うように歯に接着します（図10-1）．
　ブラケットには，ワイヤーを収納するために角型の近遠心方向の溝（スロット）が彫り込まれています（図10-2）．
　このスロットの大きさには幾つかの種類がありますが，たとえば上下径×深さが0.018インチ×0.025インチのように，歯面に沿った上下径よりも，歯に向かう深さのほうが大きい長方形をなしています．一方，歯面に沿った近遠心径（横径）は，ほぼ

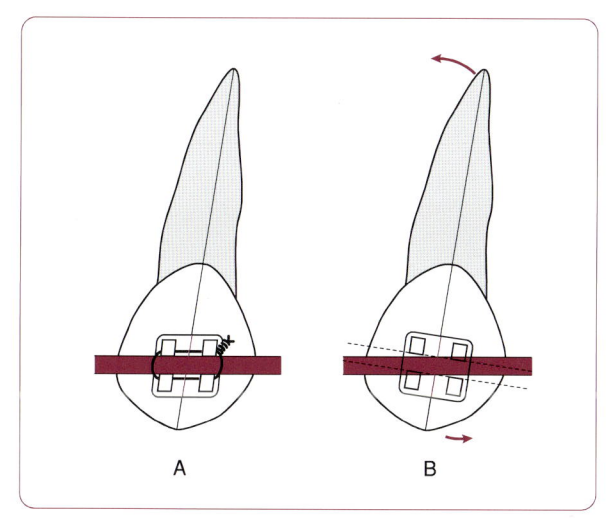

図10-1 ブラケットの接着方向
　ブラケットは，その縦軸（赤の細線）が歯冠長軸に一致するように接着します．Aはアンギュレーション付ブラケット，Bはスタンダード・ブラケットの場合を示しています．Bのようにスタンダード・ブラケットを接着すると，ワイヤー（赤の太線）を結紮したときに根尖が近心に振れますので，歯の長軸と角度をもたせてブラケットを接着（アンギュレーションをつけるという）する必要があります．

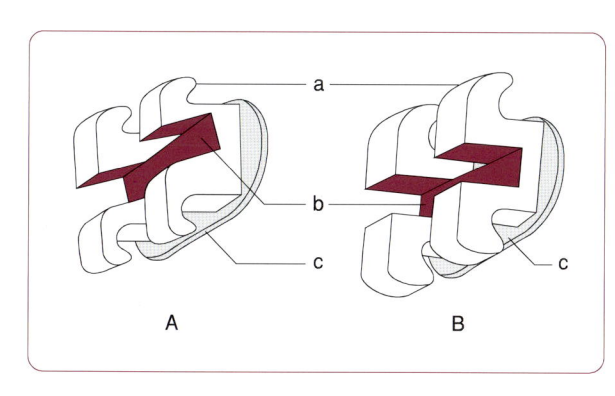

図10-2 プレアジャスタブル・ブラケットとスタンダード・ブラケット
　アンギュレーションとトルク角をつけて彫り込んだスロット（溝：赤色の部分）をもつブラケット（A）をプレアジャスタブル・ブラケット（ベースの厚さも歯に応じて変えてあります）といいます．Bはスタンダード・ブラケットで，スロットには角度をもたせていません．aはウイング，bはスロット，cはベースと名づけられています．

ブラケットの幅（近遠心径）に準じます．スロットはその横径が，通常，歯冠の長軸と直角になるように設計されていますが（スタンダード・ブラケットの場合），それぞれの歯の長軸の近遠心的傾斜度（歯の植立方向の咬合平面に対する近遠心的傾斜度：アンギュレーション）を考慮して，その傾斜分だけ，歯の長軸と角度をもたせて，スロット横径が刻まれているブラケット（アンギュレーション付ブラケットと呼ぶ．図10-1a）もあります．

b．スロットの役割とワイヤーの関係

　たわませることによって，矯正力を発現するワイヤー（丸または角型）は，スロットのなかを通り，飛び出ないように，ブラケットのウイング（図10-2a）を利用して結紮線で押えつけ，くくりつけられます．

　1）ワイヤーの滑走について（図10-3）

　通常，ワイヤーの径がスロットの径を上まわるものを用いることはありません．同一径以下なら，ワイヤーはスロットのなかで滑走が可能です．ワイヤーの材質による表面の滑らかさの問題もありますが，ワイヤーの径がある程度まで小さい丸型のほう

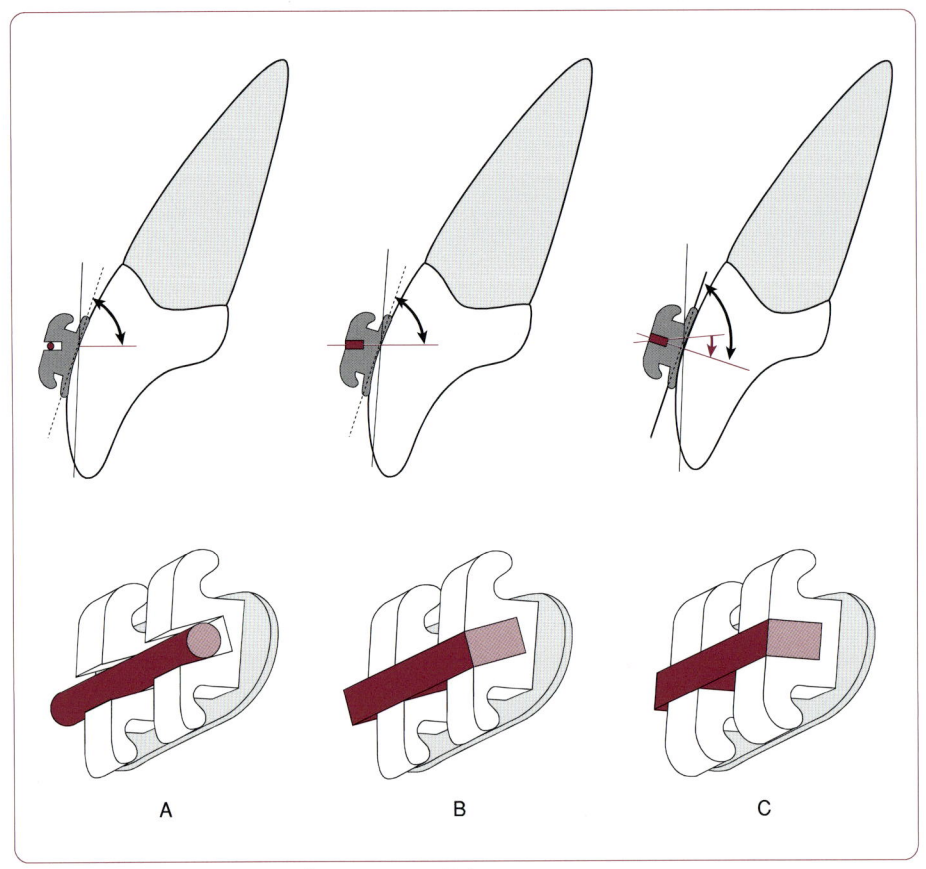

図 10-3 ブラケット・スロット内のワイヤーの滑走
　アーチワイヤーを装着しているときの歯の近遠心的な移動は，ワイヤーに沿ってスロットがどれほどよく滑れるかに影響されます．角型ワイヤー（B，C）は丸型（A）に比べてスロットとの接触範囲が大きく，それだけ接触摩擦が強くなって滑りがわるくなります．また，トルクの付けられていないスタンダードのブラケット・スロットでは，トルクを曲げ込まない角型ワイヤーを挿入するときにワイヤーがねじれてはめられるので，より強い接触摩擦が生じます．これらの滑りはまた，角型，丸型を問わずワイヤーの径が細いほどよくなります．しかし，ある程度ワイヤーの径が細くなりすぎるとワイヤーの剛性（腰の強さ）が弱くなり，また容易に歪んで，歯の傾斜移動をもたらし，接触摩擦も増してしまいます．したがって，丸型ワイヤーで0.016か0.018インチ，角型ワイヤーでは0.016×0.016インチの太さを用いるのが適切です．なお，上図中の点線はブラケットベースの中心が接着された歯面の接線の方向を示しています．この接線に対してA，Bのスロットは鋭角に向き（トルクがつけられ），Cは直角に向いています（黒矢印）．

がこの滑走は容易で，スロットと同径の角型ワイヤーでは，滑走は困難です．一般に滑走のしやすさからいえば，角型よりも丸型のワイヤーのほうが有利です（図10-3）．
　ワイヤーが滑るということは，歯に取りつけられたブラケットが，ワイヤーに沿って滑る，すなわち歯が滑るということです．つまり，歯の近遠心的移動はこのワイヤーに沿って行われることになります．したがって，この移動では滑りやすいワイヤーを用いるのが得策です．

10．マルチブラケット法を理解しよう

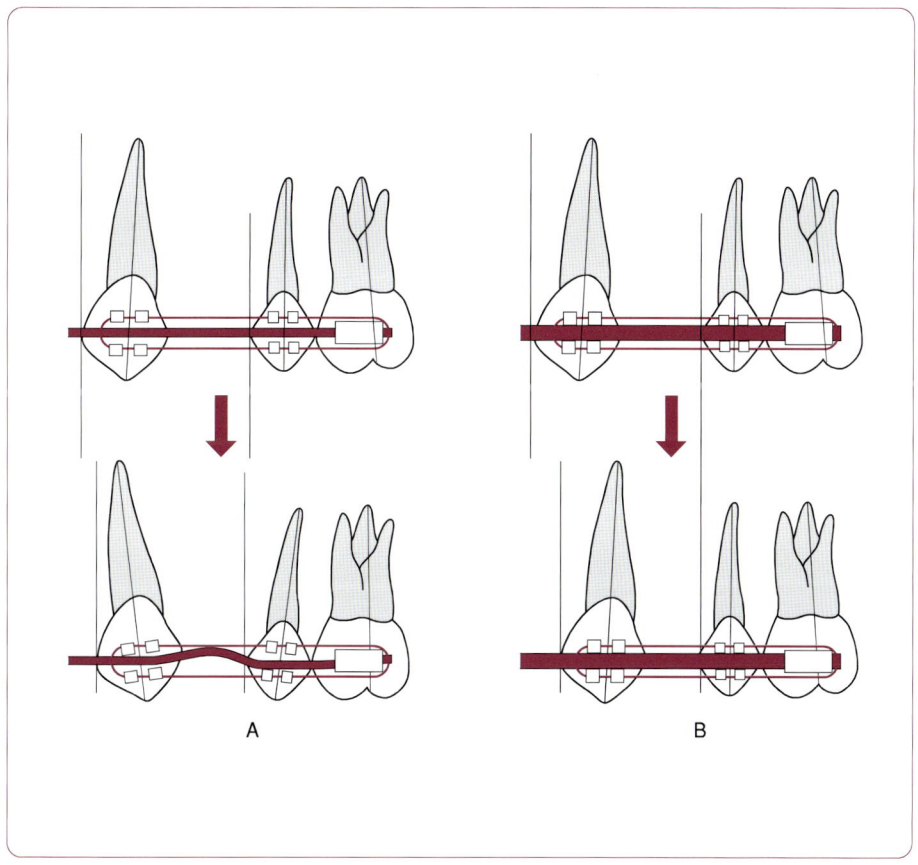

図 10-4　犬歯の遠心移動時の細すぎるアーチワイヤーの弊害
　Aでは0.014インチ以下の細い丸ワイヤーを，Bでは0.018インチ程度の丸ワイヤーを装着して，犬歯の遠心移動を行っている状態を示しています．細いワイヤーは時日の経過とともに，A下図のようにワイヤーがたわんで犬歯，小臼歯ともに傾斜移動を起こし，ワイヤーとスロットとの接触摩擦も増して，円滑な移動が阻まれてきます．Bでは犬歯の移動を開始した直後は，Aよりも接触摩擦がやや大きいものの，犬歯はワイヤーに沿って円滑に歯体移動を続けます．細い赤線は牽引用ゴムです．

　また，滑りやすいワイヤー（細い・丸型）は，ごく弱い矯正力（荷重）でも大きくたわむ（歪む）ので，歯がワイヤーに沿って近遠心方向に移動しようとすると，ワイヤーがたわむとともに傾斜移動をし，摩擦抵抗が増して滑りがわるくなってしまいます．できるだけ歯体移動を望むときには，ある程度より太い（0.016インチ径以上）ワイヤーが必要です（**図 10-4**）．

　しかし，どんな場合でも，ワイヤーとブラケットとの間にはかならず摩擦があり，これに加えて，結紮線の結紮の強弱によって摩擦（垂直抗力）の大きさが異なることを十分考慮してください．

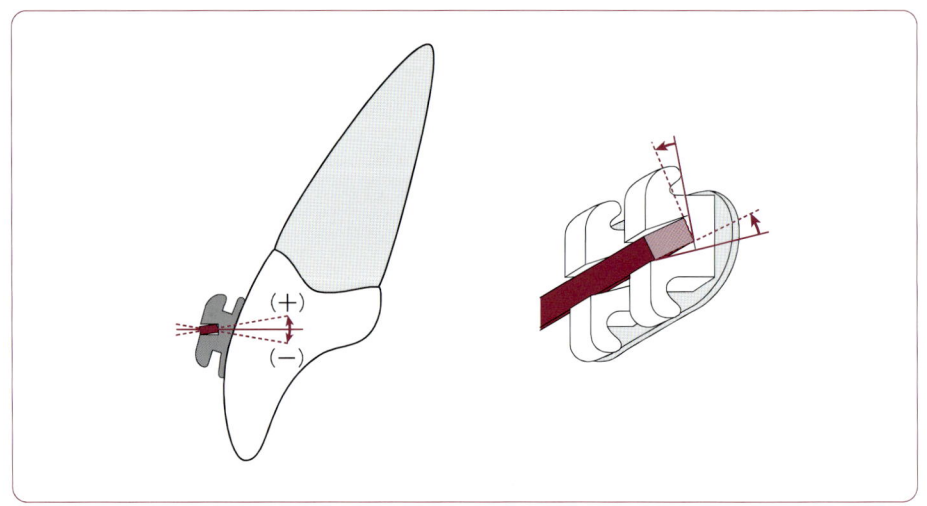

図10-5 スロットの中での角ワイヤーの「遊び」
　図のように，スロットの径より小さい径の角ワイヤーを挿入すると，スロットとワイヤーとの間に「ガタ」（遊び）ができます．ワイヤーがこの遊びの範囲内にあるかぎりトルクは効きません．トルクがこの遊びの範囲を超えた時点で，やっと歯にトルク力（唇舌的な根尖移動力）がかかります．角ワイヤーの径が小さいほど「遊び」の範囲（赤の矢印：角度）は大きくなります．この遊びの角度は，ワイヤーが図（赤の矩形）と逆の方向にねじれた（左図の赤矢印）ときにも当然存在します．つまり，＋方向の遊びと－方向の遊びがあることになります．

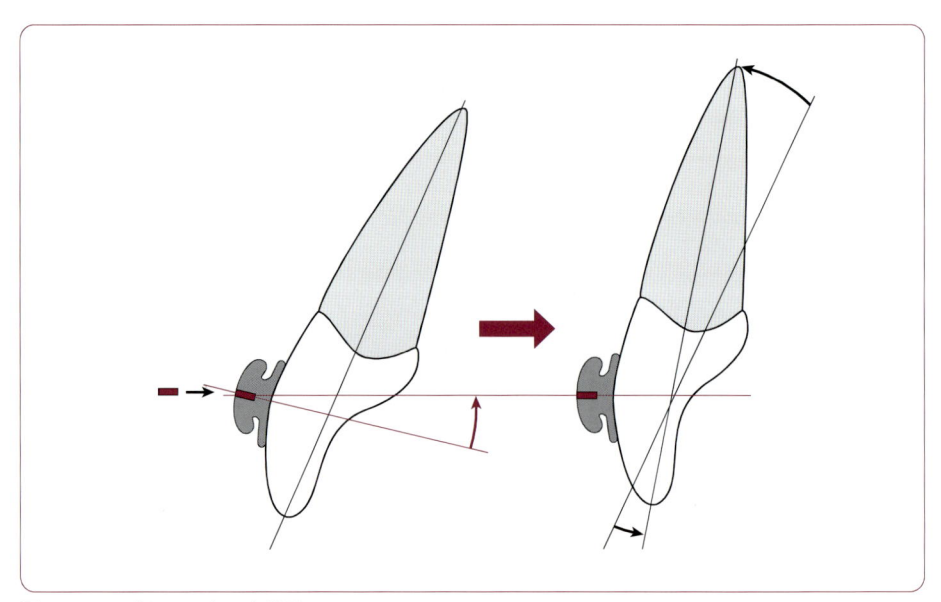

図10-6 ワイヤーのトルク効果
　図の左端の角ワイヤー（黒線で囲んだ赤）をトルクの付いていないスロットに挿入するとき，ワイヤーにはどうしてもねじりが入ります．こうして装着されたワイヤーにはねじりを元に戻そうとする作用が働き（赤細矢印），右図のようにスロットを介して根尖を唇側に移動するトルク力（矯正力：右黒矢印））を生み出します．

2）トルク力（歯根尖の唇・頬舌的移動力）と角型ワイヤーについて

スロットが歯面に向かって長い，長方形であることはすでに話しました（本章A-2-a）．

このスロットに角型（レクトアンギュラー）のワイヤーが挿入されると，ワイヤーの径が大きくなるほど，両者間のすき間（遊び：図10-5）が微小となります．そこでワイヤーにねじり（トルク）が加えられる（サード・オーダー・ベンド）と，その作用は，直接，スロットを介して歯に伝達され，スロットを中心にして根尖を唇・頬舌方向に移動するように働きます（図10-6）．この効果はスロットとワイヤーの径が近づくほど増大します．

また，スロットの長辺（深さ）が，歯の唇・頬面に対して直角（スタンダード・ブラケット）ではなく，歯の長軸の唇・頬舌傾斜が適正となるように唇・頬面と所定の角度をもったブラケット（トルク付ブラケット）もあります（図10-2，10-3）．

> 注：丸型ワイヤーでは，スロットの中で回転するばかりで，角型のようなトルク効果を得ることはできません（図10-3A）．

3）スロットの幅（横径）と歯の回転について（図10-7）

スロットの近心端と遠心端の間には何mmかの距離（幅）があります．通常，ワイヤーはこの間の少なくとも2点に接します．ワイヤーに水平面的な曲げ（ファースト・オーダー・ベンド）を与えると，スロットに接触するこの2点間に，偶力（回転力）が生じます．この回転力は，歯の唇面近くで歯の長軸に沿った軸を中心とする回転力を，歯に伝達します．つまり，歯を回転させることになります．回転の効果は接する2点間の距離が大きい（幅が広い）ほど増大します．

4）スロット横径の方向について

スロットの横径が歯冠長軸と直角に彫り込まれている（スタンダード・ブラケット）ことは，本章A-2に記しました．ワイヤーがスロットの左右いずれかの外側で上下的に曲げ込まれると（セカンド・オーダー・ベンド），スロットの両端でワイヤーが接する2点間に，歯冠の唇・頬舌方向の軸を中心とする偶力（回転力）が生じます．すなわち，歯根尖を近遠心方向に移動しようとする矯正力となります（図10-8）．したがって，スロットの横径の方向に角度（傾斜，アンギュレーション）をもたせれば，その角度分だけ歯根は近遠心的に傾斜することになります（図10-1参照）．

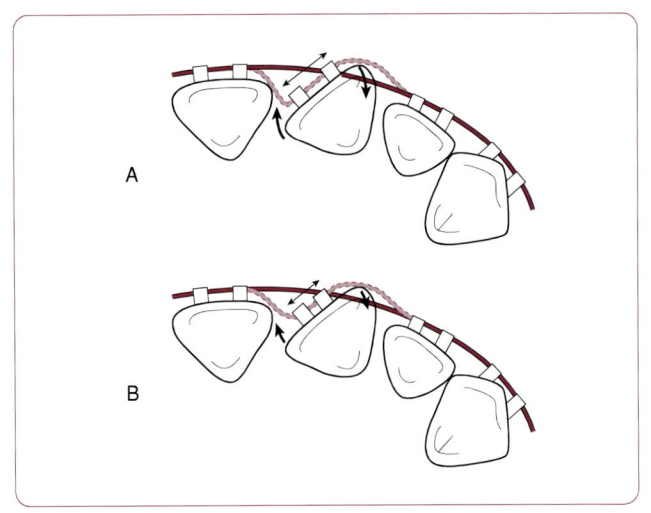

図 10-7　歯の回転モーメントとブラケットの幅との関係
　通常，アーチワイヤーは，最小限，ブラケットの近心端と遠心端の 2 点に接します．図のように回転した歯のブラケットにワイヤーが結紮されると，回転モーメントが働いて（太い矢印）歯は矯正されます．このとき，ブラケットの近心端と遠心端との幅（距離）の大きいほう（A）が，小さいほう（B）よりも強いを回転力を受けます．

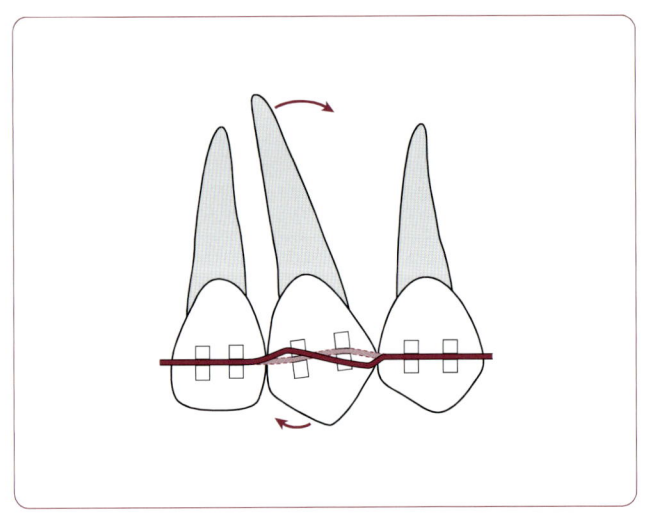

図 10-8　唇（頰）面観でのアーチワイヤーのバヨネットベンド
　ワイヤーを図のように屈曲して（赤実線：バヨネットベンドという），スロットにはめる（赤点線）と，根尖は近遠心的に移動（赤矢印）します．

10. マルチブラケット法を理解しよう

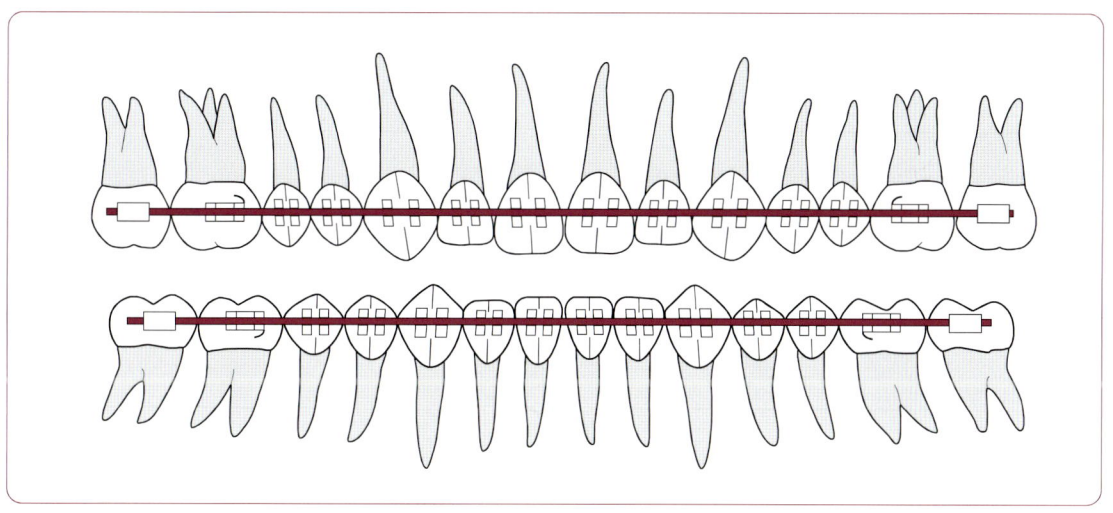

図 10-9　ブラケット・スロットの上下的な位置
　ブラケットとチューブは，歯列の動的矯正歯科治療が終わった時点で，そのスロットとチューブの方向が咬合平面と平行な一平面を形成するようにあらかじめ想定して歯に接着されなければなりません．ストレート・アーチワイヤー法の場合，上下的な位置決めは，健康な歯肉を伴う各歯の臨床歯冠のほぼ中央です．

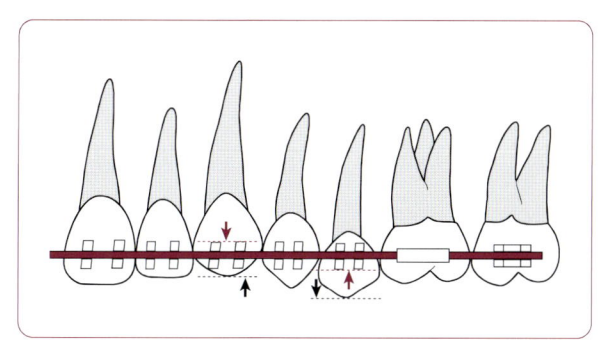

図 10-10　ブラケットの上下的な接着位置の誤り
　ブラケットを咬合面寄りに付けすぎ（犬歯の赤矢印）たり，歯肉側寄りに付けすぎ（第二小臼歯の赤矢印）たりすると，それらの歯は低位や高位に排列（黒矢印）されてしまいます．

5）スロットの上下的位置について

　歯冠に取りつけるスロットの上下的位置（ブラケット・ポジション）は，歯に応じて決められていますが，術者によって多少異なります．いずれにしても，この接着位置は治療が終わる段階，すなわち，良好な歯列が形成された時点で，歯に着けられたすべてのスロットが，水平面上で一直線となることを予想して取りつけます（**図 10-9**）．

　そこで，もし各歯につけたスロットの上下的な位置の差が大きすぎると，それぞれの歯は，高低さまざまの排列となり，よい咬合（平）面が形成されません（**図 10-10**）．このことは逆に，上下的な曲げのまったくない水平的なアーチ・ワイヤーが装着されたとき，スロットの位置が正しければ，挺出している歯（高位歯）や圧下されている

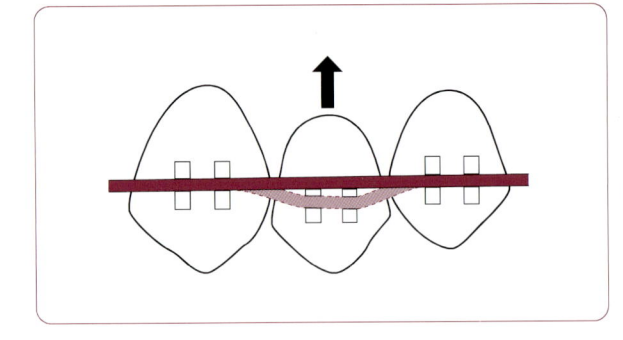

図 10-11　ブラケットの正しい上下的位置の効果
　　ブラケットスロットの上下的位置が正しければ，高位（挺出）にある歯や低位（圧下）にある歯は，直線的なワイヤー（濃い赤線）を結紮する（薄い赤線）ことによって修正されます．

歯（低位歯）は，ワイヤーの矯正力により，上下的によい位置へ移動されることを示しています（図 10-11）．

　以上で，歯のあらゆる移動がマルチブラケット装置により可能であることが，理解されたと思います．

注：ストレート・アーチワイヤー法のブラケットのスロットは，アンギュレーションとトルクをつけて彫り込まれ，プレアジャスタブルブラケットとよばれています．

3　ワイヤーの性質とその利用

　金属弾線はその素材により，また加工法により性質は異なりますが，矯正用弾線（ワイヤー）は大別して二種に分けられます．一つは，われわれがいわゆる硬線と呼ぶ18-8鋼系やCo-Cr合金系のもの，もう一つは，いわゆる軟線と呼ぶNi-Ti合金系やTi-Mo合金系のワイヤーです．

　硬線ワイヤーには，より硬いものと普通のものがあり，前者はほんのわずか歪ませる（たわませる）だけで，大きい荷重（矯正力）を発現（強い剛性）しますが，後者はそれよりももう少し大きくたわませないと，同じ大きさの矯正力は得られません．

　いま仮りに100ｇの矯正力が歯に加えられたとすると，歯が移動するにつれより硬いワイヤーでは急速に荷重が減少し，それほど歯が移動していないのに矯正力はゼロに近くなります．それに比べ普通の硬さのワイヤーの場合，同じ100ｇの矯正力でも歯の移動に伴う荷重の減少割合が少ないため，歯を移動できる距離（作用距離）はより硬いワイヤーよりも大きくなります（図 10-12，10-13）．同様のことは，同質の太いワイヤーと細いワイヤーとの間，および硬線ワイヤーと軟線ワイヤーとの間についても当てはまり，100ｇの矯正力を発現させるのに，軟線ワイヤーでは，硬線ワイヤーよりもはるかに大きくたわませる必要があり，しかも歯の移動に伴う荷重の減衰が著しく緩徐なため，歯の移動に必要な矯正力は長時日保持されたまま，その作用距離（歯の移動距離）が大きく延ばせます（図 10-13）．

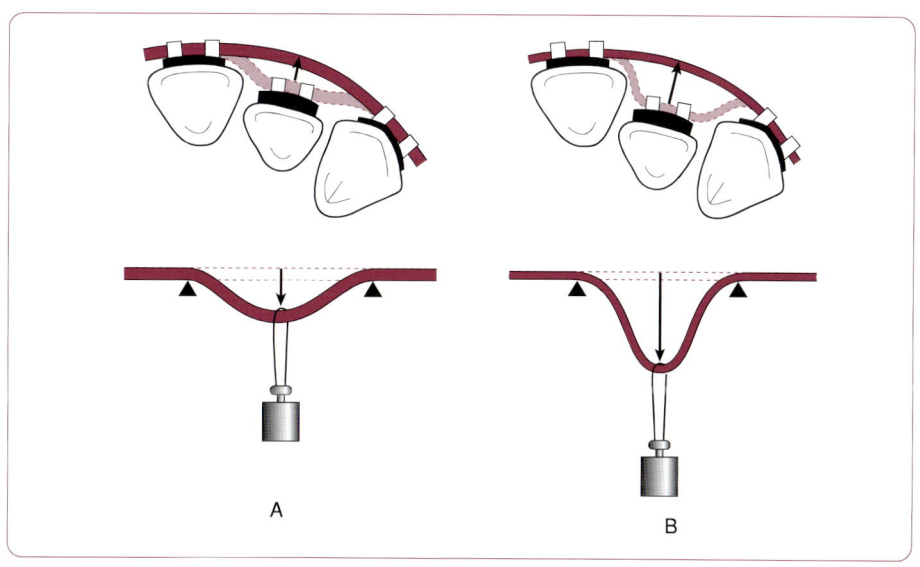

図10-12 太いワイヤー対細いワイヤー,および硬線対軟線
　Aのような径の大きい硬線とBのような径の小さい硬線とでは,同じ荷重(下図の分銅)をかけても,前者はたわみの量(距離)が後者よりも小さくなります(下図の矢印の長さ).また,径が同じでも硬線と軟線とではこれと同じ結果がみられます.したがって,同じ大きさの荷重(矯正力)をかけようとすれば,太いワイヤーでは細いワイヤーよりもたわみ量(作用距離)が小さくなってしまいます(上図の矢印の距離)し,同径の硬線と軟線間でも同じことがいえます.

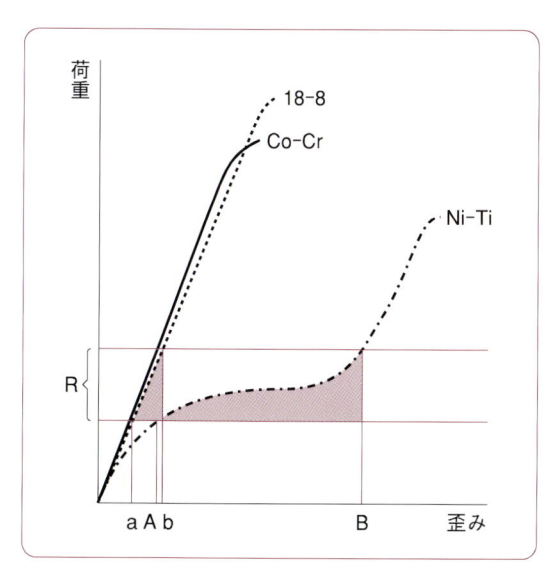

図10-13 ワイヤーの荷重歪み(たわみ)曲線
　図の下方の一点破線はNi-Ti合金系ワイヤー,上方に立ち上がっている破線は18-8鋼系,実線はCo-Cr合金系を示しています.Rの範囲は適正な矯正力の荷重範囲です.Ni-Ti合金系ワイヤー(軟線)は,かなり大きくたわませても(B点)適正な矯正力を持続しますが,Co-Cr合金系などのワイヤー(硬線)は,それほど大きくないたわみ(b点)でないと適正な矯正力の範囲を超えてしまいます.しかし,歯の移動が可能な最小適正矯正力は,硬線では歯とワイヤーとの距離(たわみ量)がごくわずか(a点)でも得られますが,Ni-Ti系ではもっと大きい距離でないと発現できません.これが,治療の仕上げには軟線は不適切とされる理由です.

　この軟線ワイヤーが開発された結果,われわれは歯を適正な矯正力で,長い距離と期間にわたって安全に移動できるようになりました.一方,このワイヤーはごく短い距離の歯の移動(ほんのわずかのたわみ量)では,必要な大さの矯正力が得られないことから,不適当という泣きどころもあります(**図10-13**).
　なお,Ti-Mo系はNi-Ti系よりもいくぶん硬く成形性があります.

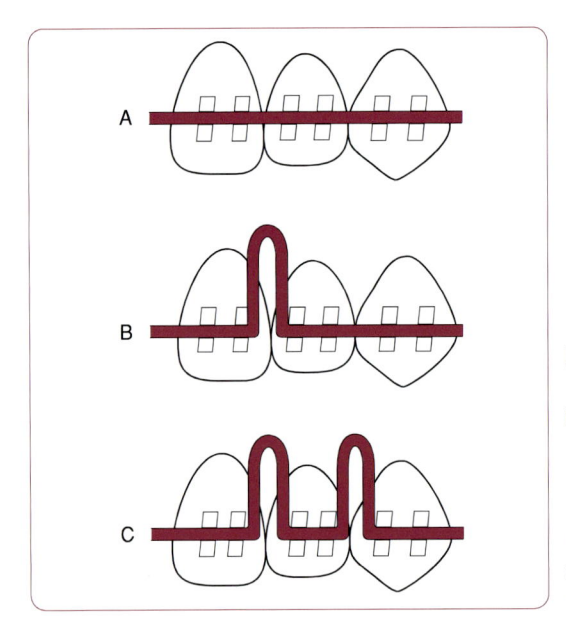

図 10-14 ワイヤーに曲げ込むループ
　ワイヤーは歯と歯のブラケット間を走りますが，その間の距離が短いため歯に強すぎる荷重のかかることがあります．この場合，ワイヤーにループを曲げ込むことにより，ブラケット間のワイヤーの長さを増し，弱い荷重を得ることができます．Bは1個の垂直ループを，Cは2個の垂直ループを曲げ込んだワイヤーを示しています．Bは，たとえば側切歯の近心だけが舌側に振れているような場合，Cは側切歯がかなり舌側に転位しているような場合によく利用されます．

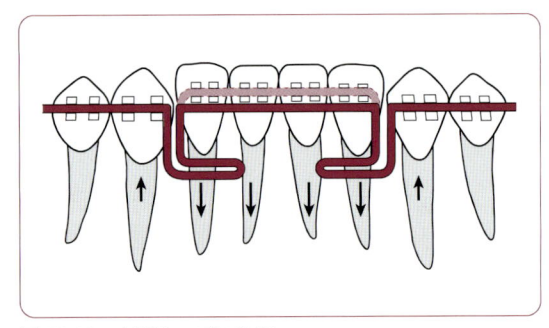

図 10-15 水平ループの効用
　図のように，水平的なループを曲げ込んだワイヤー（濃い赤線）をブラケットに結紮する（薄い赤線）ことによって，歯の上下的な移動（黒矢印）が可能となります．なお，このループの垂直的高さは 8 mm 前後，水平的長さは 8〜12 mm です．

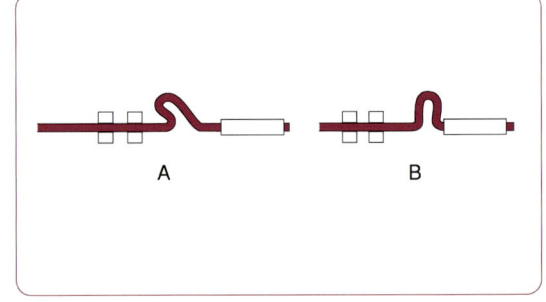

図 10-16 アーチワイヤーに曲げ込まれるフック（タイバックループ）とストッパー
　これらはいずれも高さが 3 mm 程度の極小の屈曲で，Aのフックはゴムなど弾力体を引っ掛けるため，Bのストッパーは歯列の周長を保持したい場合に大臼歯のチューブの近心端に曲げ込まれます．

4　ブラケット間距離とワイヤーの屈曲

　各歯に取りつけられたブラケット端間の距離が大きいほど，その間を走るワイヤーの長さが大きくなるため，歯に加わるワイヤーの荷重は緩やかになります．この間のワイヤーの長さを増し，荷重をよりいっそう，緩やかにするためには，ブラケット間を走るワイヤーにループを曲げ込めば，その目的が果たせます（図 10-14）．
　ループの形状とその大きさは目的に応じてさまざまなものがあり，歯や歯群を近遠心的，唇・頰舌的（図 10-14）あるいは上下的（図 10-15）に移動できるように設計することさえ可能です．また，極小のループはフック（hook）やストッパー（stop loop）として利用されます（図 10-16）．

11 ワイヤーの屈曲と歯の動き方を考える

A 屈曲の基本型とその効果

1 ファースト・オーダー・ベンド（first order bend, 1次面屈曲）

水平面上（咬合面観）における，ワイヤーのあらゆる種類の屈曲をファースト・オーダー・ベンドといいます．これには以下のような屈曲があります．

a．プレーン・アーチ（plane arch）

同一水平面上で歯列弓に類似した弧状に曲げ，他の屈曲をまったく組み込まない（後述の二次面屈曲もない）アーチワイヤーのことで，マルチブラケット装置でもっとも基本的かつ重要なアーチワイヤーです．

治療の初めから最終段階のすべてにかけて何らかの形で曲げられ，各歯に着けられたブラケット・スロットやチューブは，このワイヤーに沿って次第に一直線（一平面）に弧状に排列していきます（図11-1, 11-2）．したがって歯に接着されたブラケットやチューブの近遠心的・上下的位置や方向がわるいと，歯列の凹凸，歯の回転，後述の2次（垂直）平面からみた低位，高位，傾斜などを伴った排列となってしまいます．

> 注：このワイヤーにはいくつかのタイプのアーチを示す既製品もあります．

b．オフセット，インセット（offset bend, inset bend）

アーチワイヤー中に外側への突き出し様の屈曲（オフセット）や内側への陥凹様の屈曲（インセット）をいれることをいいます．主として，歯列弓が滑らかに形成されるときに，各歯冠の唇・頬面の排列に多少凹凸する部のあることを考慮して，それに対応するために行う屈曲です（図11-3）．

c．トーイン（toe in bend）

アーチワイヤーの第一大臼歯と第二小臼歯の中間部や第二大臼歯と第一大臼歯の中間部で，ワイヤーの遠心端側が内側（舌側）に向かうような曲げ（トーイン）を入れることをいいます．スタンダード・ブラケットを用いているときは，通常オフセット・ベンドと組み合わせて曲げ込み（バヨネットベンド）ます．

この屈曲により，大臼歯は，主としてその遠心半部が舌側に振られるような矯正力を受けます（図11-4）．

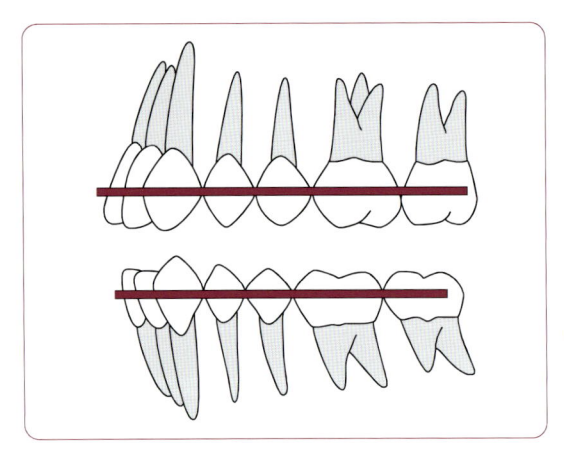

図 11-1 プレーン・アーチ
　水平面上（咬合面観）で，歯列弓の滑らかな外形に相当するカーブ以外にはまったく屈曲のないアーチワイヤーのことをプレーン・アーチとよび，側面観では一直線にみえます．

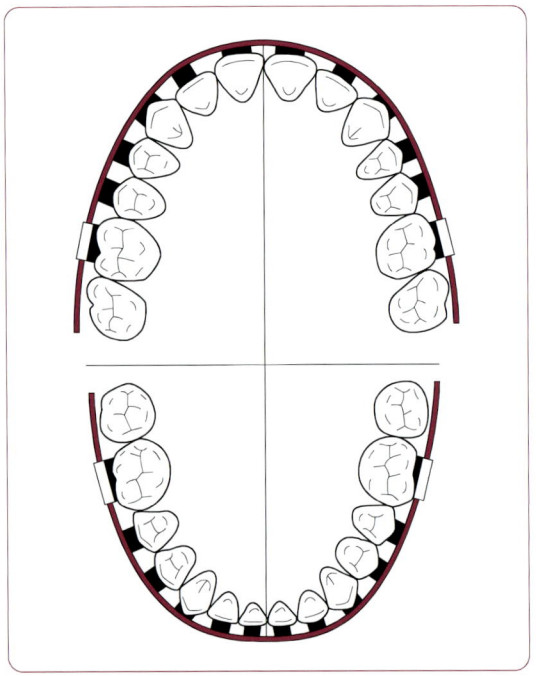

図 11-2 咬合面観での上下顎プレーン・アーチ
　歯列弓外形の滑らかなカーブ以外に屈曲はみられません．

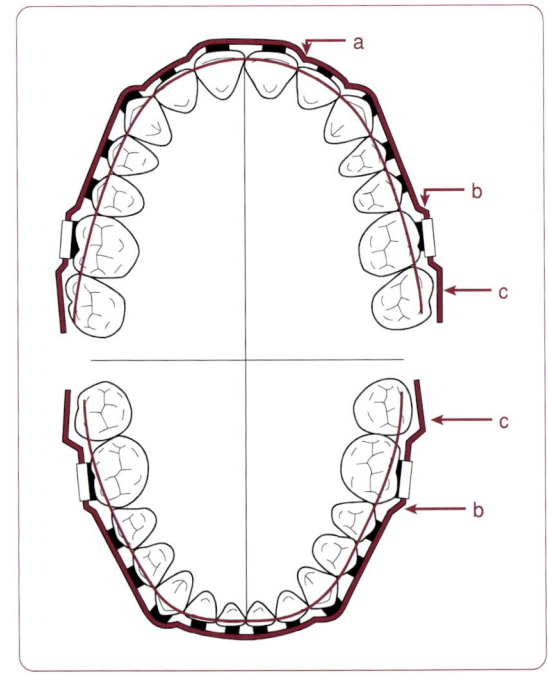

図 11-3 オフセットとインセット
　咬合面観でみられるアーチワイヤーに曲げ込まれた小さな屈曲で，aはインセット，bはオフセットとよばれ，いずれも逆方向の曲げとセットになっていますので，バヨネットベンドともいわれます．

　注：ストレート・アーチワイヤー法で用いるブラケット（プレアジャスタブル・ブラケット）ではその台座（base）の厚さを歯に応じて変え，またチューブに歯の頬側面に対する適切な方向性をもたせることにより，オフセット，インセットおよびトーインなどの屈曲がほとんど不要となります（図 11-2 参照）．

11. ワイヤーの屈曲と歯の動き方を考える

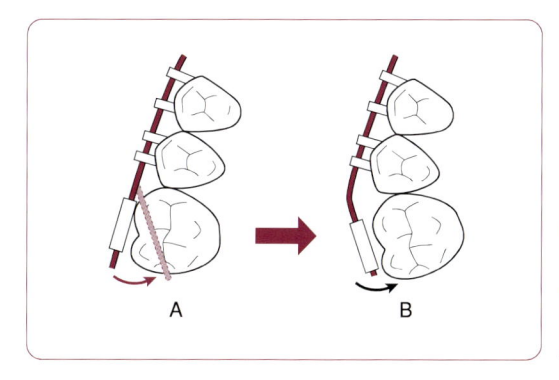

図 11-4　トーイン・ベンド
　図のように，大臼歯部でアーチワイヤーの遠心側が内方に曲げられる（赤点線）ことを，トーインとかトーイン・ベンドとよびます．この屈曲により，Aの大臼歯は，Bのようにやや回転を伴いながら舌側に移動する矯正力を受けます．

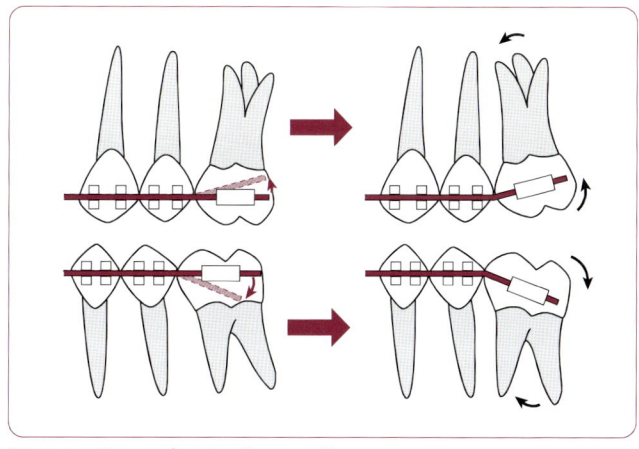

図 11-5　ティップ・バック・ベンド
　左図のように，アーチワイヤー（濃い赤線）の遠心側を歯肉側に屈曲する（薄い赤線）ことにより，大臼歯は後方に倒れます．このような屈曲のことをティップ・バック（ベンド）とよびます．

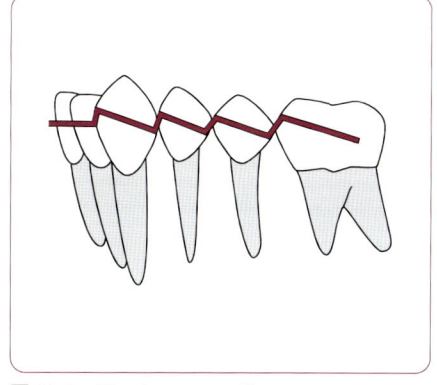

図 11-6　アンカー・ベンド
　図の赤線のように，ティップ・バック・ベンドを連続して曲げ込んだ形式のもので，これらの歯を後方に倒すことで，前方よりの牽引力に対する固定（アンカレッジ）を強化する目的を有しています．

2　セカンド・オーダー・ベンド（second order bend，二次面屈曲）

　唇面あるいは頰面方向からみられる上下的なすべての屈曲を指す用語です．これらには次のものがあります．

a．ティップ・バック・ベンド（tip back bend）

　アーチワイヤーのある部位から遠心位のワイヤーが歯頸側に向かうような曲げかたのことをいいます．通常，第一大臼歯と第二小臼歯の間や，第二大臼歯と第一大臼歯の間で屈曲します（図11-5）．

　この曲げは，大臼歯の歯冠頂（crown tip）を後方（back，遠心）に，歯根尖を近心に傾斜移動させるような矯正力を与えます．

　さらにこの曲げが，犬歯より後方の小・大臼歯のすべてに対して連続的につけられると，アンカー・ベンド（準備固定の屈曲：bayonet bendの連続）と呼ばれます（図11-6）．これも個々の歯については根尖を近心に移動する結果となり，その一組一組をバヨネット・ベンドと呼びます．

59

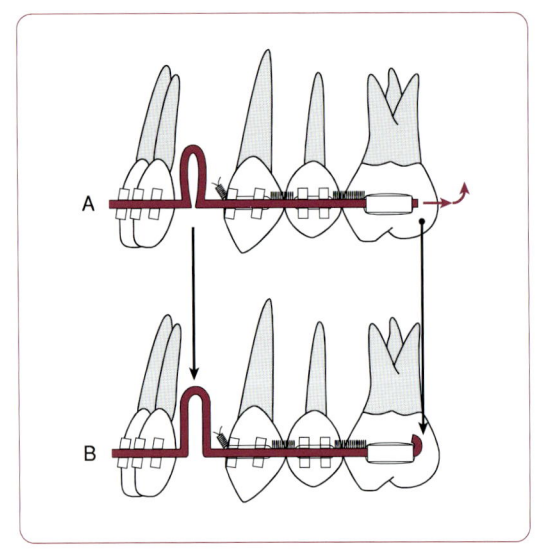

図 11-7 リトラクション・ループ

アーチワイヤーに曲げ込まれる垂直ループの一つで，通常，切歯群の舌側移動のために用いられます．ループの高さは 8 mm 程度の 0.016×0.016 インチの硬線ワイヤーを使用します．Aのようにループの近・遠心の脚を閉じた状態に設計し，Bのようにワイヤーの遠心端を後方に 3～4 mm 引っ張って曲げ込み，ループの脚が 2～3 mm 開くようにします．そこで切歯群は後方への矯正力を受けます．このとき，必ず後方歯群の連続結紮を忘れないでください．

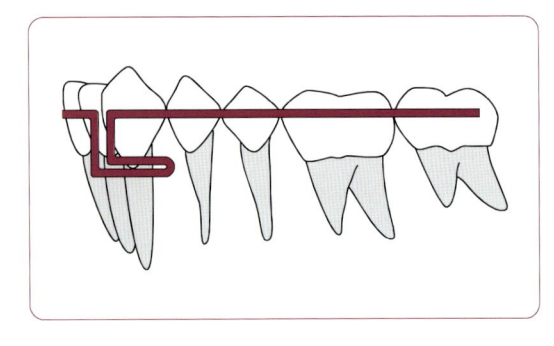

図 11-8 水平ループ

水平ループは，歯または歯群の上下的移動を目的として曲げ込みます．
図 10-15 を参照してください．

b．垂直ループ（vertical loop）

アーチワイヤーの歯間相当部に垂直に曲げ込まれた迂回型のループのことを指します．通常，その高さは 7～8 mm に作製します．これが曲げ込まれた位置より前方の歯を後方へ，後方の歯を前方へと牽引するような矯正力を伝えるために利用されるとき，リトラクション・ループ，あるいはクロージング・ループと呼びます（図 11-7）．

> 注：なお，矯正力の強弱や目的とする歯の移動様式に対応して，ループの形状にはいろいろなものがあります．

c．水平ループ（horizontal loop）

アーチワイヤーの歯間相当部から歯肉方向に垂直に曲げた 5～8 mm の高さの部位で，近心または遠心方向に 8～10 mm 前後の長さをもたせた水平なループを曲げ込んだ場合に名付けられます（図 11-8）．このループの調整状態に応じて，歯または歯群は挺出あるいは圧下方向の矯正力を受けます．

注1：垂直および水平のいずれのループも，しばしば歯の唇・頬舌的移動を目的としても利用されます．これは，唇・頬舌的に転位した歯のブラケットを，プレーン・アーチワイヤーに直接，結紮すると矯正力が強く働きすぎる場合に，荷重の大きさを適正にするためにループを組み込む必要があるときに応用します（図1）．

注2：2～3 mm 程度の高さをもつ小さい垂直ループは，ゴムなどを掛けるためのフックとしたり，大臼歯のチューブの近心端に接する位置に曲げ込んで（stop loop），アーチワイヤーが後方にずれ込まないようにします（歯列弓周長が短くなるのを防ぐ）．これとは逆に，ワイヤーが大臼歯のチューブから前方に抜け出す（歯列弓周長が伸びてしまう）のを防ぐためにも，チューブとこのループ（tie back loop とよぶ）とを結紮します（図10-16 参照）．

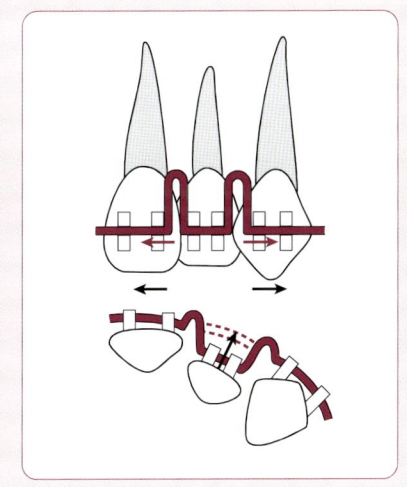

図1　二つの連続した垂直ループ
1歯を挟んで2個の連続した垂直ループは，挟まれた歯の唇（頬）舌的な転位や中等度の回転などに対してよく適用されます（図10-14 参照）．さらに，上図のように歯の近心および遠心移動（矢印）も可能です．

d．その他

逆カーブ（reverse curve）およびスピー・カーブ（compensation curve）と名付けられ，前者はアーチワイヤーの犬歯より後方部分に，スピーのカーブと逆のカーブをつけて下顎に，後者はスピーのカーブと同様につけて上顎に装着します（図11-9）．

これらのアーチワイヤーにより，下顎では，歯列の強すぎるスピーのカーブをなだらかにし，上顎では前歯群を圧下して，咬合平面の平坦化と咬合挙上を狙いとする矯正力が得られます．

3 サード・オーダー・ベンド（third order bend，三次面屈曲）

これは角型ワイヤー（rectangular wire）に，ねじりを与えることをいいます．

ねじられて，水平面に対してある角度をもたされた角型ワイヤーは，断面の長辺が水平なスロットに挿入されると，ねじりの偶力（torque）をブラケットに与え，歯根を唇（頬）側または舌側に振るような矯正力（トルク）を発現します（図10-5，10-6，11-10）．

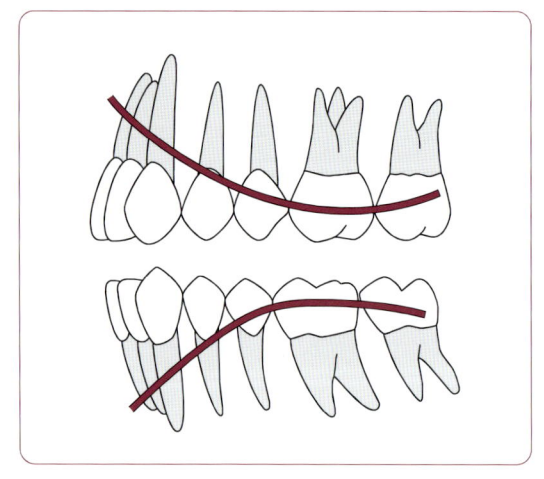

図 11-9 スピー・カーブと逆カーブ

頬側からみて，水平に直線的なプレーン・アーチワイヤーに対し，図のように，スピー・カーブをより強調した曲げ込みを与える場合（上顎の赤線）と，逆スピーカーブを与える場合（下顎の赤線）とがあります．これらの屈曲は，いずれも咬合の挙上をもくろむときに利用されます．ときには，下顎歯列にスピー・カーブを，上顎歯列に逆スピー・カーブをつけたアーチワイヤーを適用する（たとえば，開咬に対して）こともあります．

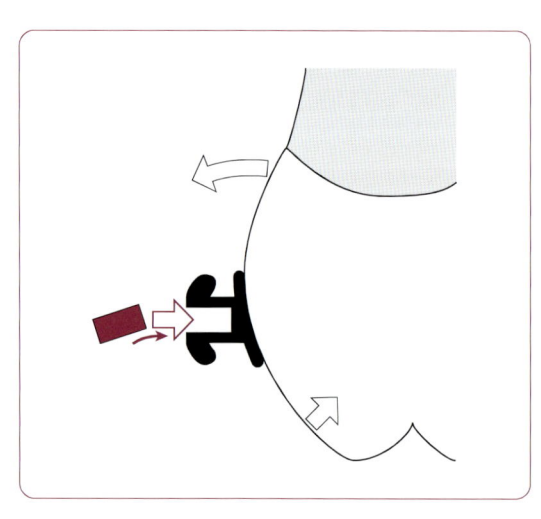

図 11-10 サード・オーダー・ベンド：トルク

ワイヤーの装着前に，角型のアーチワイヤーとブラケットのスロットとの間にある角度がみられるとき，ワイヤーを挿入結紮すると，ワイヤーによじれが生じます．このよじれのモーメントはブラケットを介して伝えられ，図のような矯正力（黒矢印）を負荷します（図10-5，10-6参照）．

B　ワイヤーの屈曲位置の違いによる歯への作用の違い（Mulliganの生体力学）

ワイヤーに，全く同じ形状の屈曲を曲げ込んでも，曲げ込む部位のわずかなズレによって，その両側にある歯が受ける矯正力の作用様式が異なります（**図 11-11**）．

1　歯を圧下または挺出させる力

ある歯と他の歯のブラケット（またはチューブ）間にかけられたワイヤーに，両ブラケットの中点で上下的な屈曲（gable bend）が組み込まれていても，両歯ともに挺出力も圧下力も受けません．一方，どちらかのブラケットに近接した位置に，同様な屈曲（tip back bend）が組み込まれていると，屈曲部に近接した歯は挺出力を，屈曲部から遠い歯は圧下力を受けます．

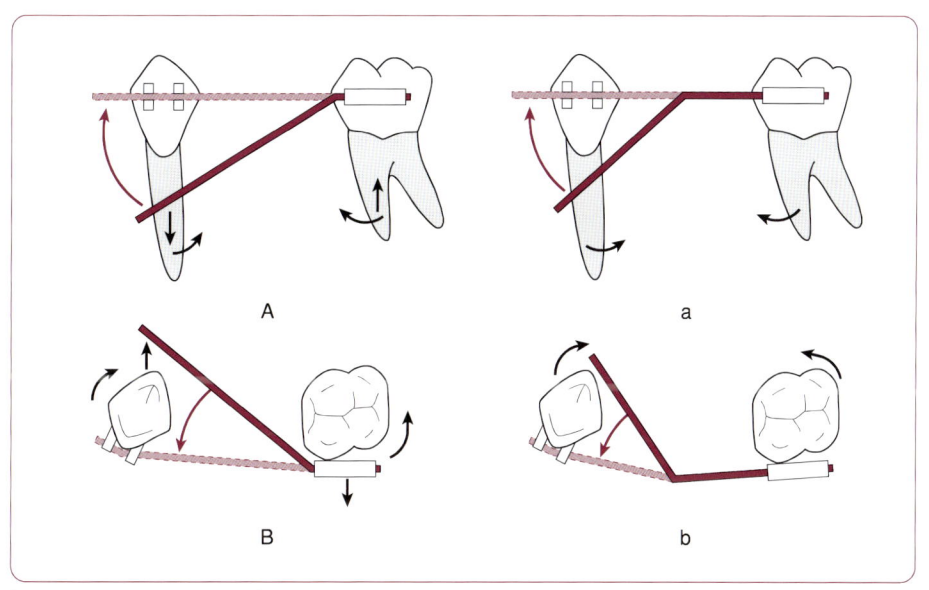

11. ワイヤーの屈曲と歯の動き方を考える

図 11-11　Mulligan の生体力学

　図のAとa，Bとbは，それぞれ同じ条件の歯と歯の間に装着されるワイヤーを示しています．AとBでは大臼歯チューブのすぐ近心でワイヤーが屈曲され，aとbでは歯と歯の中間で屈曲されています（いずれも濃い赤線）．これらのワイヤーをブラケットに結紮する（いずれも薄い赤線）と，Aではそれぞれの歯根が相寄る方向に，歯冠が相離れる方向に移動（黒の矢印）すると同時に，ワイヤーの屈曲部より遠いほうの歯は圧下され，近いほうの歯は挺出される矯正力を受けます．aでは，Aと同じく歯根は相寄る方向への根尖傾斜移動力を受けますが，歯の挺出や圧下の矯正力は受けません．Bでは両歯の舌側咬頭が相寄るほうに回転し，同時にワイヤーの屈曲部より遠いほうの歯は舌側に，近いほうの歯は頬側に移動する矯正力を受けます．bでは，Bと同じく歯の回転力は受けますが，頬舌的な矯正力は受けません（黒矢印はいずれも歯の移動方向を示しています）．

　a図のように歯と歯との中間で曲げる屈曲のことを gable bend と呼びます．

> 注：さらに，これらいずれの場合でも，ブラケットを中心として，両歯の歯根尖には互いに近づき合うような回転の偶力もかかります．

2　歯を頬側または舌側へ移動する力

　ある歯と他の歯のブラケット（またはチューブ）間にかけられたワイヤーに，両ブラケットの中点で頬（唇）舌的な屈曲（toe in bend）が組み込まれていても，両歯ともに頬（唇）舌的な移動力は受けません．一方，どちらかのブラケットに近接した位置に，同様な屈曲が組み込まれていると，屈曲部に近接した歯は頬側方向への，屈曲部から遠い歯は舌側方向への移動力を受けます．

> 注：さらに，これらいずれの場合でも，両歯には互いに相反方向（頬面を互いにそっぽを向かせるような）への回転の偶力もかかります．

12 知っておこう付加的弾線，弾力ゴムは必需品

A 犬歯の遠心移動（牽引）用弾線：セクショナル・リトラクション・ワイヤー（sectional retraction wire）

　通常，0.016×0.016インチまたは0.016×0.022インチの角型ワイヤーを用います．これにはいろいろな形状のループから成るものがみられますが，矯正力の強さ，作用距離の大きさ，および歯の移動様式に応じて，垂直ループ1〜2個を組み合わせた設計がよく用いられます．装着後にワイヤーの遠心半部を後方に牽引して留める方法で矯正力を発現させます（シンチバックまたはタイバックの二つの方法があります）．

> 注：シンチバックとは，最後方の歯に着けられたチューブ（ブラケット）の遠心端からはみ出ているワイヤーを，2〜4 mm後方に引っ張りつつ，チューブ（ブラケット）の遠心端で折り曲げることにより，前方に戻されないようにしてループを活性化する方法です．一方，タイバックとは，同様のチューブの近心端より3〜4 mm前方の位置に，あらかじめワイヤーに曲げ込まれたフック（tie back loopという）とチューブとを，結紮線で絞り込んで引っ張るように結紮することにより，ループを活性化する方法のことです（図12-1参照）．

B 歯の整直用弾線：アップライト・スプリング（upright spring）

　これは，倒れた歯をブラケットやチューブの一端に支点をおくテコの原理で引き起こす方法で，多くの場合，角型の0.016×0.016インチ，0.016×0.022インチ，のいずれかのワイヤーが用いられます．いずれを用いるかは，主としてテコとなる部位からのアームの長さの長短によって決められます．すなわち，どちらかといえば，このアームが長いほど，太いワイヤーが用いられます（図12-2）．

> 注：この原理は歯の回転にも応用します．

C 歯の近・遠心的移動用コイル・スプリング（open coil springとclosed coil spring）

　コイルスプリングは，いわゆる発条/バネと呼ばれているものの超小型版で，0.008イ

12. 知っておこう付加的弾線，弾力ゴムは必需品

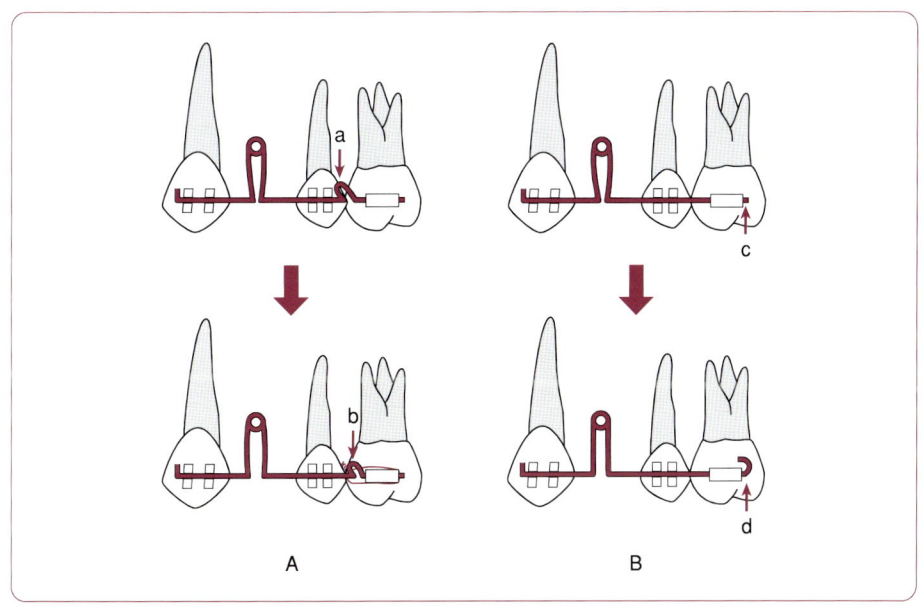

図12-1 犬歯の遠心移動用セクショナル・アーチ
　抜歯症例で前歯群の叢生が著しく，そのままでは初期のレベリングが困難な場合，あらかじめ犬歯を遠心に移動して，前歯のレベリングに必要なスペースをつくります．このときに部分的な（sectional）アーチワイヤーで犬歯を遠心に移動します．それには角型ワイヤー（0.016×0.016または0.016×0.022インチ）に垂直ループを組み込んだものを用います．ループは犬歯の遠心隅角部の1～2mm後方に曲げ込みます．このワイヤーに矯正力を発現させるには2種の方法があります．一つはtie back法（A），もう一つはcinch back法（B）で，前者はワイヤーにtie back loop（a）を曲げ込んで，それと大臼歯のチューブ（またはフック）とを結紮線で強く縛りつけます（b）．後者は，大臼歯チューブの遠心端からはみ出たワイヤー（c）を3～4mm後方へ引っ張ってチューブの遠心端に曲げ込ん（d）でしまいます．これらの使用時には，必ず小・大臼歯の連続結紮を忘れないでください．また，アーチはレベリングに必要なスペースが得られた時点で使用を中止してフル・アーチ（full arch）に変えてください（図11-7参照）．

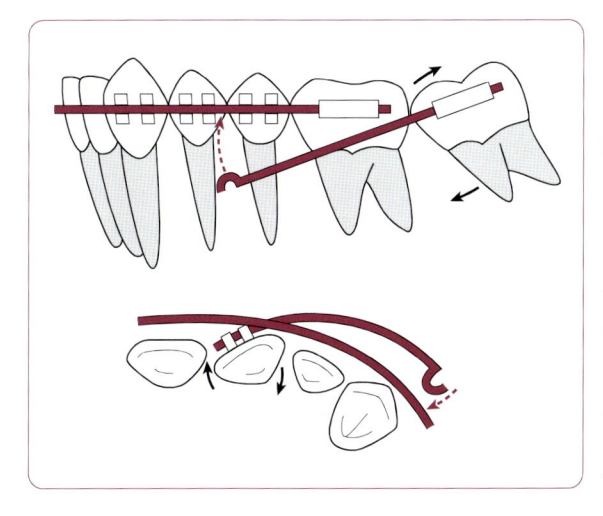

図12-2　アップライト・スプリングとローテーション・スプリング
　歯がかなり傾斜して根尖が近遠心的によくない位置にある場合や，かなりの回転がみられる場合，補助的に角型ワイヤーを利用して矯正力を負荷します．上図は，傾斜した第二大臼歯のチューブに角型ワイヤー（近心端にフックを曲げ込んである）を挿入し，赤点線で示すようにアーチワイヤーに引っ掛けて，黒矢印のような歯の移動を意図しています．下図は，中切歯のブラケットに，先端にフックを曲げ込んだ角型ワイヤーを取り付けて，赤点線矢印で示すように，それをアーチワイヤーに引っ掛けて，歯を回転させるのが目的です．

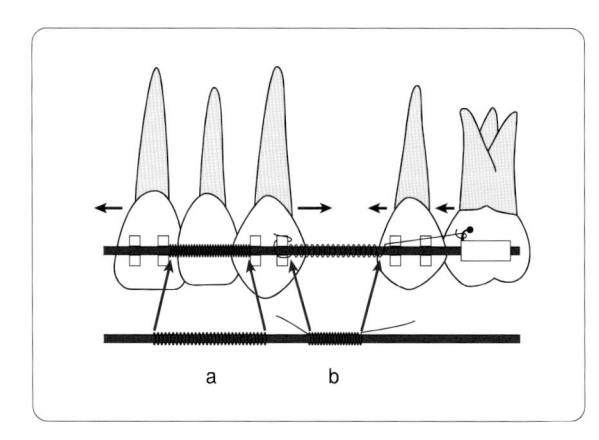

図12-3 コイルスプリング
　コイルスプリングにはオープン・コイル（a）とクローズド・コイル（b）の2種があります．オープン・コイルは，左図のようにそれを圧縮して2歯のブラケット間に挿入（赤矢印）し，両歯間の空隙を広げます．一方，クローズド・コイルは右図のように，閉じられたコイルを引き伸ばして，たとえば犬歯のブラケットと大臼歯のフックとの間にくくり付けて，両歯を相互に引っ張り合います．

ンチ前後の丸型ワイヤーをラセン状に巻いた内径0.022～0.030インチのものが用いられています．

(1) オープン・コイルスプリングは，ラセン状に巻かれたワイヤー間に一定のすき間があり，適切な長さにカットされたコイルスプリングの両端を圧縮することによって，バネ力すなわち矯正力が得られます．実際の使用に当たっては，これを適用しようとする歯のブラケット間またはブラケットとチューブ間の距離よりも2～4 mm長めのコイルスプリングを，あらかじめアーチワイヤーに通し（コイルの中にアーチワイヤーを通過させる），アーチワイヤーを装着するとき，適用部位にコイルスプリングを圧縮して収めると，適用された両端の歯はそれぞれ近・遠心的に相反する方向へ離れて移動する矯正力を受けます（図12-3 a）．

(2) クローズド・コイルスプリングは，巻かれたワイヤー間にすき間がなく，コイルスプリングの両端を引っ張ることにより，その戻りのバネ力が矯正力として利用されます．

　オープン・コイルスプリングとは逆に，適用しようとする部位のブラケット間やチューブとブラケット間の距離よりも3～5 mm短かめのコイルスプリングを，あらかじめアーチワイヤーに通して適用部位に位置付け，アーチワイヤーの結紮後に，コイルスプリングを引っ張りながら両ブラケット（チューブ）にしばりつけます．これによって，両歯は互いに近・遠心的に近づく方向への矯正力を受けます（図12-3 b）．

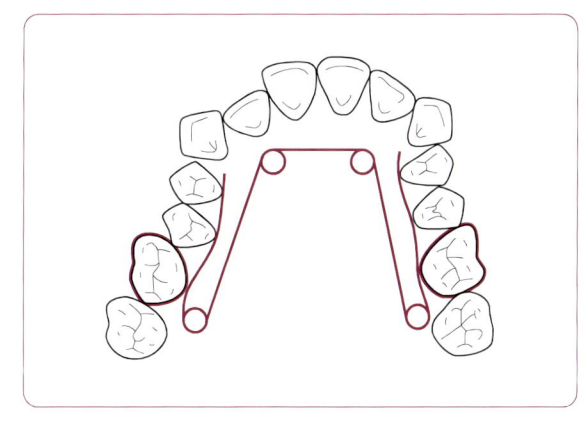

12. 知っておこう付加的弾線，弾力ゴムは必需品

図12-4　歯列弓拡大用舌側弾線装置
　拡大用の舌側装置にはいろいろなものがありますが，もっともよく利用されるのは，図に示したクワドヘリックス（四つのヘリックス）拡大用弾線です．これは0.7 mmの矯正用線で，4カ所に1回巻のヘリックスを曲げ込んで，図の赤線のように設計し，外側の両ワイヤーを第一大臼歯のバンドに鑞付けします．拡大のためには，各ヘリックスのところで外側の両ワイヤー間が10 mm前後広がるように調節したものを装着（バンドをセメンティング）します．

D 歯列弓拡大用スプリング

　歯列弓の拡大には，いろいろな設計のワイヤーがあります．メイン・アーチワイヤーでもある程度の拡大は可能ですが，代表的なものとしては，クワドヘリックス（quadhelix）と呼ばれ，4箇所に1回巻き余りのヘリックス（コイル）を組み込んだ太さ0.7 mmか0.9 mmのワイヤー・スプリングが挙げられます（**図12-4**）．

　これは，咬合面観から類W型をし，Wの両外側のワイヤーの後端近くで第一大臼歯のバンドに鑞付けされます．また，Wの真ん中の前先端は尖らせずにフラットな横線を描き，ヘリックスはWの左右後端とフラットな横線の両端に組み込まれています．さらに両外側のワイヤーは，犬歯と小臼歯または小臼歯のみに接触するように設定します．

　石膏模型上で適合作製され，第一大臼歯の帯環に鑞付けされたクワドヘリックスを，あらかじめ現歯列弓よりも5～10 mm側方に拡大し，これを装着することにより，臼歯群に側方への矯正力を負荷することができます．

E 牽引用の各種弾力ゴム（elastics）

　これらには，天然ゴム（latex）のいわゆるゴムリングと合成ゴム（主としてポリウレタンゴム）のいわゆる小リングやチェーン・タイプ（**図12-5**）などがあります．小リングはアーチワイヤーの結紮線代りに用いますが，その他のほとんどは歯の牽引やアーチワイヤーの牽引を目的として使用します．

　ゴムの太さやリングの大きさには10種類以上のものが用意され，適宜，目的に応じて適正な矯正力が発現されるように，顎内ゴムや顎間ゴムとして選択し使用します．

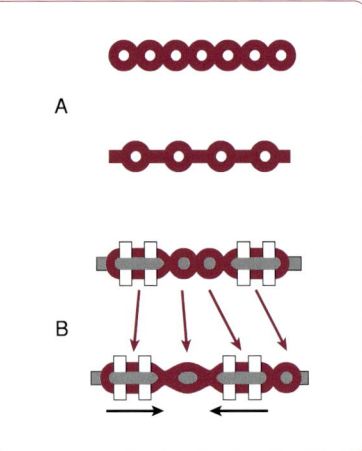

図 12-5　チェーンタイプの弾力ゴム
　弾力ゴムには天然ゴムとポリウレタンゴムがあり，輪ゴム状のものから鎖状のもの，そのうえに，大小さまざまが用意されています．Ａは上部に輪環状のポリウレタンゴムが鎖のようになっている，いわゆるチェーンとよばれる2種類を示しています．Ｂの上は，Ａの上のチェーンが比較的 passive な状態でブラケット間に取り付けられた場合を，Ｂの下は active な状態に取り付けられた場合を示しています．

　注1：ゴムは一般に，口腔中では劣化が激しいため，天然ゴム系で数日間，合成ゴム系で2～3週間程度しか有効矯正力が得られませんので，注意してください．なお，ひも状の合成ゴムも市販されています．

　注2：以上のクローズド・コイルスプリングやゴムは，ブラケットやチューブに直接引っ掛けたり，それらに取り付けられているフックや，アーチワイヤーに曲げ込まれたフックに引っ掛けて牽引力を発現させます．

　注3：コイルスプリングやゴムで歯を牽引すると，それらが取り付けられた歯には牽引方向に向けて回転や傾斜する矯正力も加わります．回転を防ぐにはこれに対抗するための処置（たとえば，toe in bend, tip back bend や舌側でも牽引の工夫をする：図1）が必要です．

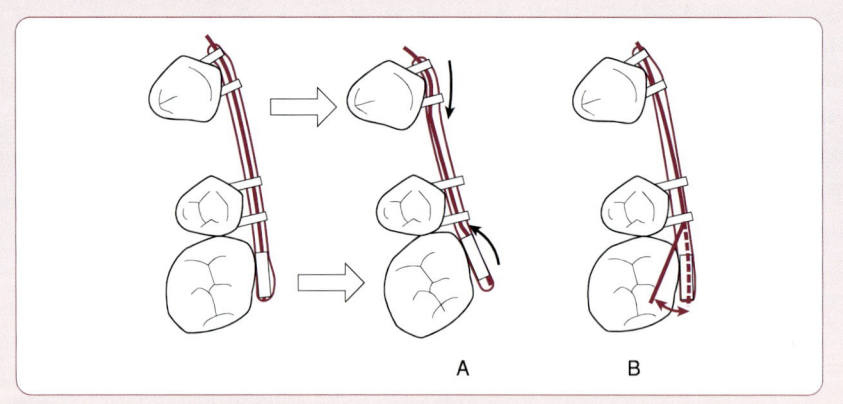

図1　トーイン（toe-in bend）
　図のように，たとえば第一小臼歯を抜去して犬歯を遠心に移動するとき，大臼歯との間にゴム（赤の細線）を架けます．ゴムの荷重はＡ図のように犬歯を遠心に，臼歯を近心に移動する矯正力となりますが，同時に両歯を黒矢印の方向に回転させることにもなります．装着されているワイヤーの剛性が弱いほど，ゴムによるこの回転はより起こりやすくなります．とくに，大臼歯の回転を防止するために，Ｂ図のように，あらかじめワイヤー（赤の太線）を屈曲（toe-in bend）しておいてから装着（赤点線）する方法がとられます．

13 装置の部品を準備する

　矯正治療用装置の部品は帯環（バンド：第一大臼歯用），ブラケットとチューブ，ワイヤーおよび付加的弾力線とゴム類，加強固定用舌側装置，ボンディング剤などの各種です．このテキストでは特別の場合を除いて，大臼歯の1.0 mm以上の遠心移動のためや，前方の歯の牽引に際しての大臼歯の近心移動を1.5 mm以下に抑えるために，顎外固定装置が必要な症例は避けていただくことにしていますので，この装置部品についてはふれないことにします．

A　大臼歯用バンド

　大臼歯に直接，接着するチューブもありますが，治療中のほとんどの期間を通してかなり強い荷重がかかるので，多くの場合，第一大臼歯にはバンドを装着します．いろいろなサイズの大臼歯用既製バンドが上下顎両側歯別に市販されていますので，よく用いる各10サイズ程度は用意してください．

B　ブラケットとチューブ

1　ブラケット

　ブラケットは上顎に中切歯，側切歯，犬歯，小臼歯用の4種類，下顎に切歯，犬歯，小臼歯用の3種類の計7種類があります．

　矯正専門医のなかには，スタンダード・ブラケットでなければ十二分な治療ができないという人もいますが，アーチワイヤー屈曲の熟練度からして，ここでは，ストレート・アーチワイヤー法用のブラケット（トルク，アンギュレーション付：プレアジャスタブル・ブラケット）の使用をすすめます（図10-2, 10-3参照）．

　なお，犬歯や小臼歯のブラケットには，フックの付いた（パワーアーム付）ものもあります．

> 注：ストレート・アーチワイヤー法用のブラケットは，幾人かの臨床研究者ごとに定められたアンギュレーションやトルクの角度，ブラケットベースの厚さが異なります．また，市販業者ごとにもこれらが微妙に違いますので，誰々のブラケットと氏名を指定し，同一の業者のものを使用してください．いろいろな人や他業者のブラケットを混用すると，正しい歯列を作り上げることはできません．
>
> また，ブラケットのスロット・サイズにも各種ありますが，0.018×0.025 インチまたは 0.022×0.028 インチのものをすすめたいと思います．
>
> さらにブラケットは，犬歯のそれに長いフックの付いたものがあります（パワーアーム）．これは便利ですのでおすすめします（図1）．

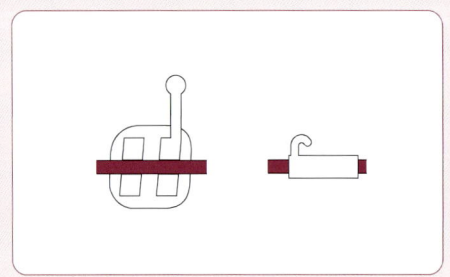

図1 フックの付いたブラケットとチューブ

図のように，犬歯のブラケット（左図）と大臼歯のチューブ（右図）で，フックの付いたものが市販されています．これは便利ですので利用してください．なお，犬歯のものはパワーアームとよばれています．赤色はワイヤーを示しています．

2 チューブ

チューブについても，ストレート・アーチワイヤー法用を準備してください．ブラケットと同様，臨床研究者によってトーイン（p.57 参照）の角度（オフセット角ともいう）が異なりますので，注意して選んでください．もう1本の太いチューブが重なってくっ着いているもの（double buccal tube）もありますが，通常は顎外固定用です（図 13-1）．

チューブの径も 0.018×0.025 インチまたは 0.022×0.028 インチを選んでください．また，このチューブの近心部にフックの付けられたものが便利です．

> 注：チューブは上下顎両側とも，溶接用とボンディング用の両方を用意してください．

C ワイヤー類（図 13-2）

アーチワイヤーは大別していわゆるステンレス系の硬線とチタン系の軟線，および極細のステンレス線を束ねた，よくたわむ軟線があります．最近では，治療の初期の段階で必ずといっていいほどに軟線を使用しますので，チタン系の丸型ワイヤーは

13. 装置の部品を準備する

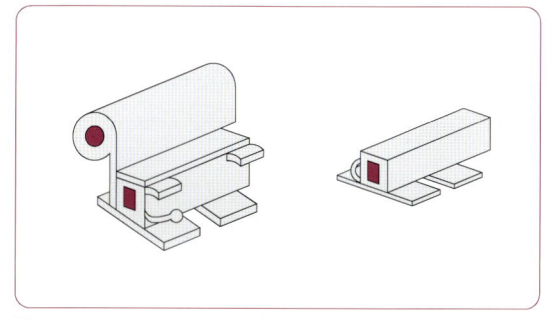

図13-1　バッカルチューブのシングルとダブル

頬面管（バッカルチューブ）にはシングルとダブルがあります．プレアジャスタブル（ストレート・ワイヤー法）の場合，角型ワイヤーの挿入されるチューブには，トルクとオフセットがつけられています．

チタン系（軟線）
- 丸型　0.014，0.016，0.018インチ
- 角型　0.016×0.022，0.018×0.022，0.018×0.025インチ

ステンレス系（硬線）
- 丸型　0.014，0.016，0.018インチと0.7mm，0.9mm
- 角型　0.016×0.016，0.016×0.022，0.018×0.022，0.018×0.025インチ

注：ほとんどの場合，既製のアーチ・フォーム・ワイヤーを少し手直しするだけですみます．

結紮線――0.010　インチ

舌側保定用線――マルチストランド・ワイヤー
- 丸型　0.0175，0.019インチ

図13-2　用意しておくワイヤーの種類

0.014，0.016，0.018インチの各サイズを，角型ワイヤーは0.016×0.022インチ，0.018×0.022インチ，0.018×0.025インチを準備してください．ステンレス系のワイヤーはチタン系と同じサイズのものに加えて，0.9mmと0.7mmの丸型，0.016×0.016インチの角型を用意しておいてください．極細を束ねたワイヤーは，あれば便利なときもありますが，保定用以外では無理に用意する必要はありません．

注1：なお，アーチワイヤーの結紮線として0.010インチ程度の細い線を必ず用意してください．

注2：アーチワイヤーには，歯列のアーチ様に形成したものと，直線状のものがあります．形成したワイヤーだけで間に合うことのほうが多いのですが，必要に応じて直線状のものを求めてください．

D　弾力線と弾力ゴム

1　弾力線

直線状のワイヤーを屈曲した手作りの弾力線は別として，既製のものにコイルスプリング（openとclosed：図12-3参照）と犬歯牽引用のリトラクションワイヤー（図12-1参照）などがあります．これらのうち，コイルスプリングの一種オープンコイルは必要です．コイルの内径が0.030インチ，ワイヤーの太さが0.009インチ程度のものを用意してください．

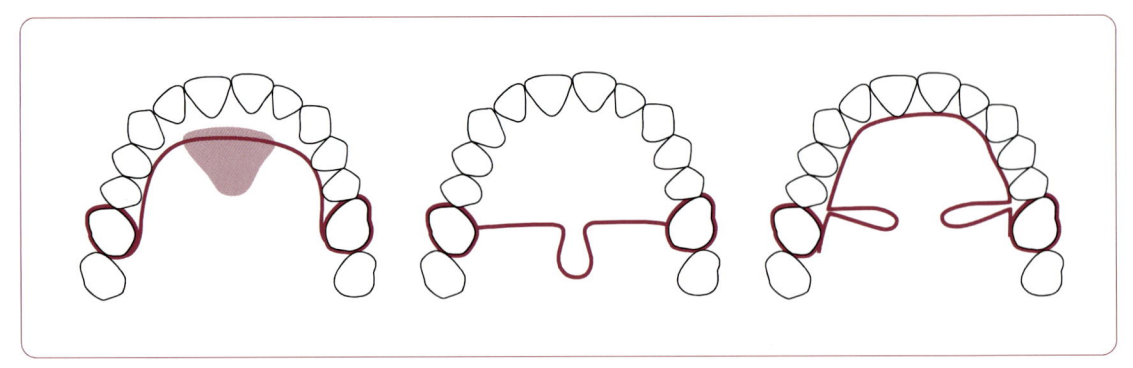

図 13-3　加強固定用舌側装置
　図は左から，ホールディングアーチ，パラタルバー，バッハ・タイプのリンガルアーチを示しています．いずれも通常は 0.9 mm の矯正用線で作製します．ホールディングアーチには，口蓋側のレジンの床（赤アミ部）にワイヤーが埋め込まれています．パラタルバーは，大臼歯間幅径を維持することによって，大臼歯の近心移動が防げると考えられています．バッハタイプのものは，歯列弓長の前後的拡大を意図する際にも利用します．

2 ── 弾力ゴム

　ゴムについては，使用目的に合った矯正力が発現できるものを選ぶとしかいいようがありません．エラスティック（リング），リングレット，パワーチェーン（**図 12-5** 参照）などと呼ばれるものから，それぞれ適切なものを準備してください．

3 ── 拡大用弾線

　歯列弓の拡大用弾線としてクワドヘリックス（**図 12-4**）と称せられるもののほか，幾つかの既製品はありますが，それほどむずかしいものではないので，自分で作製したほうがよいと思います（0.7 mm か 0.9 mm の硬線で）．

E　加強固定用舌側装置

　これらにも既製品がみられますが，0.9 mm のワイヤーで，いわゆる舌側弧線，パラタルアーチ，ホールディングアーチと呼ばれる装置は自分で作製してください（**図 13-3**）．

> **注**：舌側に作製する装置について，着脱が可能なものとするか不可能とするかによって，必要な部品がありますので，留意してください．

13. 装置の部品を準備する

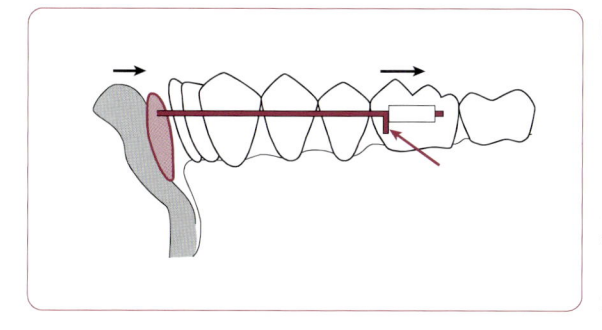

図 13-4　リップ・バンパー

　リップ・バンパーに用いられるアーチワイヤーは 0.9 mm で，大臼歯のチューブの近心端に接する部位にストッパー（赤矢印のところ）が鑞接されるか，ストップ用の小ループが曲げ込まれています．このストッパーによりアーチワイヤーは，前歯部で歯から 2～3 mm 前に浮いた状態が保持されます．前歯部でアーチワイヤーにレジンの薄板（赤アミ部）を取り付けます．下口唇がこの薄板を後方へ押しつけるので，アーチワイヤーを介して大臼歯に遠心への矯正力が負荷されます．

F　下顎加強固定用リップバンパー

　下顎の第一大臼歯の近心移動を防ぐために，ダブルバッカルチューブを帯環に鑞付けし，この大きいほうのチューブに 0.7～0.9 mm 唇側線（ストップループ付）を装着します．この唇側線は，前歯部で歯から 2～3 mm 浮かし，その部分に歯の目隠しをするような薄いプレートをもつ設計とします．下口唇がこのプレートを圧迫すると，唇側線を介して，大臼歯に遠心方向への荷重が加わります（図 13-4）．

14 アイディアル・アーチフォームって何だ？

　アイディアル・アーチフォーム（ideal arch form）とはよい歯列弓の形状を指します．もちろん，個人によって異なりますが，切歯の切縁，犬歯の先頂，臼歯の頬側咬頭頂を連ねる曲線は，一般に前歯群で類円弧状をなし，犬歯より後方でやや直線状である大筋には変わりはありません．

　矯正歯科治療では，最終的にこのような歯列弓に排列しようとするのですが，アーチワイヤーが装着されるのはそれぞれの歯の唇（頬）面の0.3 mm程度外側（ブラケットベースの厚み分）です．歯の厚み（唇・頬舌径）は各歯ごとに違いますので，同じ厚みのベースをもったブラケットを使用すると，すべての歯の唇（頬）面の最膨隆部を連ねる曲線の凹凸（側切歯，犬歯，大臼歯の各部での）と一致するようにアーチワイヤーを屈曲する必要があります．このように屈曲されたアーチワイヤーをアイディアル・アーチ（ideal arch）と呼びます（図14-1A）．

　しかし，ストレート・ワイヤー法ではブラケットのベースの厚さが各歯ごとに適宜調整され，大臼歯のトーイン・ベンド（オフセット角）も組み込まれているために，原則的にはこのような凹凸の屈曲は不要とされています（図14-1B）．しかも，アンギュレーションやトルクもブラケットのスロットに組み込まれていますので，最終的には角型ワイヤーによって，歯根の植立方向もかなり適切に配置される仕組みになっています（図10-9, 11-1参照）．このようにストレート・ワイヤー法では，スロットにアンギュレーションとトルクがあらかじめつけられ，歯ごとにベースの厚さの異なるブラケットを用いることにより，アーチワイヤーに曲げ込む屈曲を，極力，一次面（first order bend）だけの，しかも，すんなりとしたカーブ（arch form）のみですませようという考えから，preadjusted straight arch-wire methodという名称がつけられています．

> 注：アーチワイヤーには，幾通りかのアーチフォームを形成した既製品（pre-formed arch）があります．これを個々の症例に合わせて形成すると，少し，チェアタイムが節約できます．既製品は，丸型，角型の軟線，硬線いずれのワイヤーについてもあり，そのワイヤーのサイズも各種揃えられています．

14. アイディアル・アーチフォームって何だ

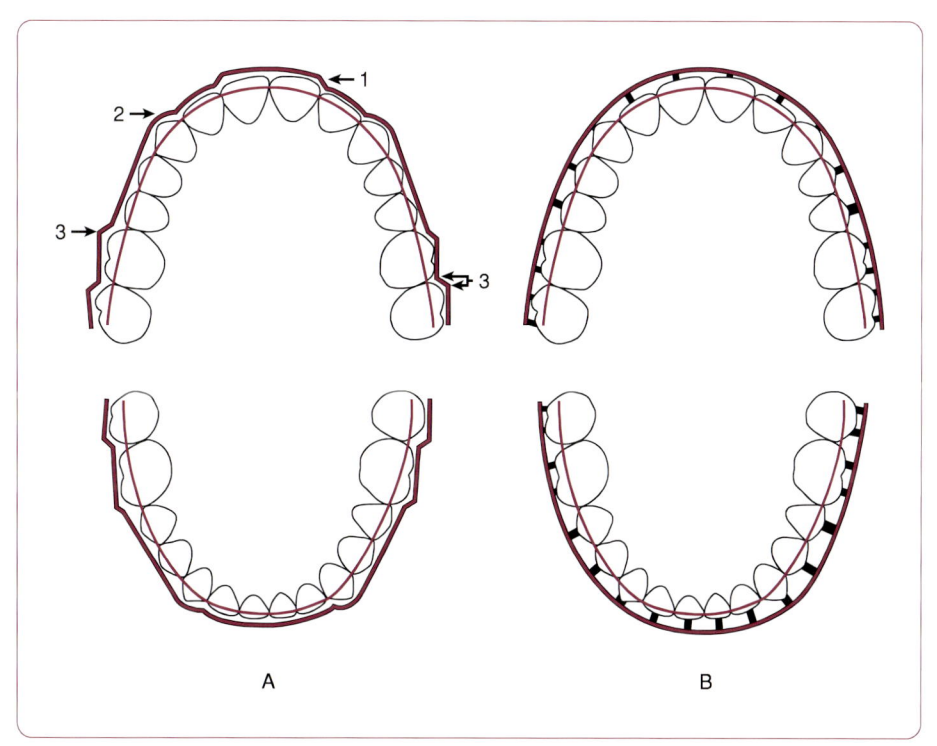

図14-1 アイディアル・アーチフォーム

　正しく排列された歯列の唇面を連ねる弧線は，歯の唇（頬）舌的な厚みの違いによって凹凸がみられます．スタンダード・ブラケットでは，すべての歯に接着するブラケットのベースの厚みが同じなため，唇面歯列の凹凸に応じてアーチワイヤーを曲げる必要があります（Ａの歯列外側の赤線）．従来，この形状のアーチワイヤーはアイディアル・アーチと名づけられ，治療の最終段階で必須のものとして重要視されてきました．

　ストレート・アーチワイヤー法で用いるブラケットでは，上記の凹凸をなくすために，ブラケットのベースの厚みを歯ごとに適切に変えて（Ｂの黒塗りの部分）つくられていますので，アーチワイヤーは滑らかな弧線（Ｂの歯列外側の赤線）を描いています．

　なお，矢印の１は側切歯のインセット，２は犬歯カーブ，３は大臼歯のオフセットといわれています．

15 仮想症例でイメージトレーニングをしよう

　これまでの各章でいろいろと回りくどい説明を繰り返してきました．しかしそれらは治療を手がけようとするなら，必要最低限のどうしても欠かせない常識ばかりで，手抜きは許されません．面倒でもよくマスターしてから本章に進んでください．
　ここでは，一，二の症例を想定して，ストレート・アーチワイヤー法による基本的な治療手法をどう進めるかについて，演習をしてみようと思います．そこでまず一般的な手順から説明します．

A 一般的な術式の手順

　抜歯症例か非抜歯症例かによって異なりますが，大まかな手順は次の通りです（図15-1）．

1 レベリング（leveling）
　上下的，唇（頬）舌的に不揃いになっている歯列（回転を含む）を，そこそこのレベルにまで正しく排列し，可及的に咬合平面に揃えるのが目的です．これには，まず丸型の比較的細い軟線（0.014か0.016インチ）の適用から開始し，ときには軟線角型を経て，順次0.018インチ程度の硬線にまで進めます（図15-1 A）．

2 犬歯の遠心移動（抜歯症例の場合）
　切歯群の整列や後退に必要なスペース分だけ犬歯を後方（遠心）に移動させるのが目的です．これには犬歯をオープンコイルで押すプッシュバック法（図15-2）と，クローズドコイルやゴムで引っぱるプルバック法（図15-1 B）とがあります（ワイヤーは0.016インチ以上の丸型硬線）．

3 切歯群の後方移動
　切歯群の適切な弧状排列を維持しながら，まとめて後方へ，予定した距離を移動するのが目的です．これには多くの場合，側切歯ブラケットの遠心1〜2 mm部に，リトラクションループを組み込んだ角型のアーチワイヤー（0.016×0.016インチ，または0.016×0.022インチ）を適用します（図15-1 C）．

4 最終仕上げ
　よい歯列の最終的な形成と上下顎の緊密でよい咬合を確立させるのが目的です．0.016×0.022インチから最終的にスロットのサイズと同じサイズの角型アーチワイヤーを適用し，よい歯列と咬合を完成させます（図15-1 D）．

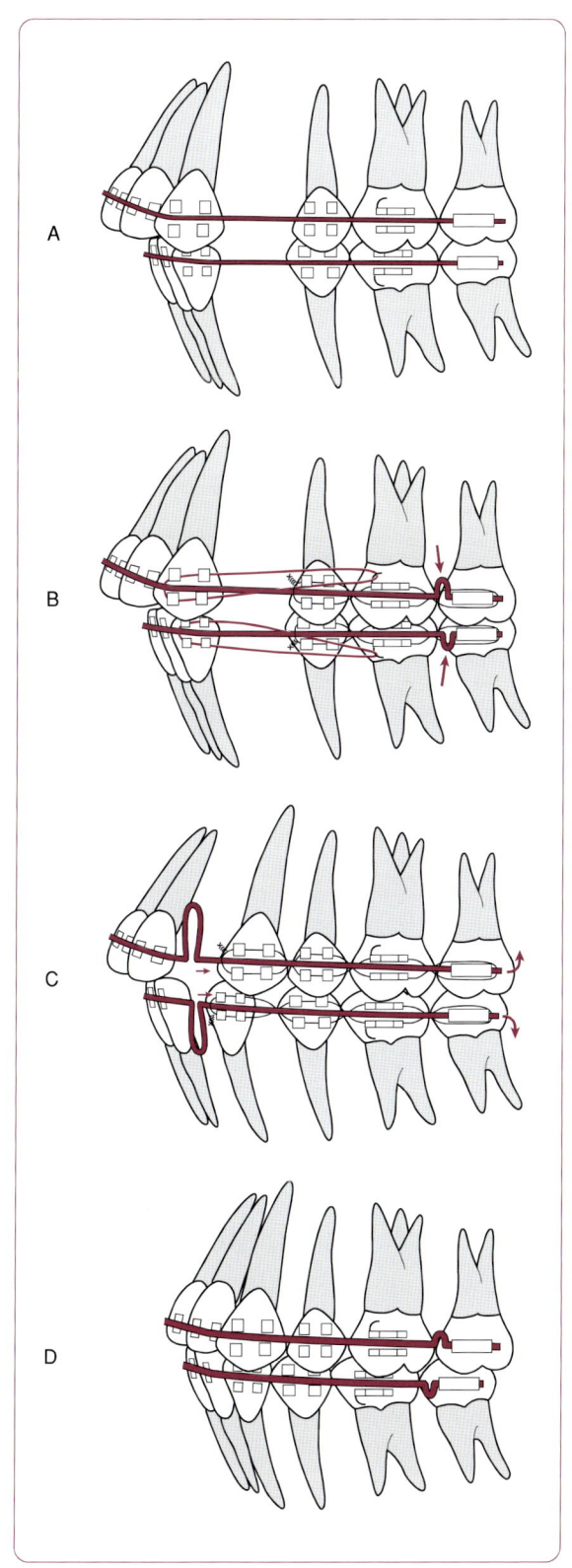

15. 仮想症例でトレーニングしよう

図 15-1
A：レベリング
　レベリングとは，治療の最初の段階で，上下的，唇舌的および近遠心的に転位または傾斜している歯や捻転している歯を，できるだけ歯列らしく整え，比較的正しい咬合平面らしいものを作り上げることです．まず，0.014か0.016インチのNi-Ti合金やMo-Ti合金などの軟線（丸型ワイヤー）を適用し，歯の排列が進行していくにつれ，順次，ときには軟線の角型ワイヤーを経て，0.016から0.018インチのCO-Cr合金または18-8鋼系の硬線ワイヤーに移行させて治療を進めます．歯の排列異常の程度が軽度であれば，軟線を省いていきなり硬線の0.014か0.016インチの丸型ワイヤーから治療を開始します．なお，ブラケットにワイヤーを直接に結紮するのが困難とか，荷重がかかりすぎると思われる歯については，適切な処置（図18-14参照）をします．レベリングの期間は，歯列の異常の程度や種類によって，2〜6カ月を要しますが，十分な時間をかけて完全にやり遂げないと，後の治療が円滑に進まなくなります．

B：犬歯の遠心移動
　犬歯の遠心移動の段階では，固定を強化するために必ず臼歯群を連続結紮（図中の黒細線）しておいてください．適用するアーチワイヤーは丸型硬線（ときには角型）にストップループ（赤の矢印）を曲げ込んだ0.016インチ以上の太いものを用いなければなりません．犬歯のブラケットと大臼歯のフックとの間にゴム（100g程度，図中の赤細線）を掛けて牽引します．途中，その症例に適した犬歯の移動距離を忘れないでください．なお，犬歯の移動に要する期間は，4〜8カ月が目安です．

C：切歯群の後方牽引
　犬歯の必要な距離を移動し終えると，犬歯と臼歯群を連続結紮します．0.016×0.016または0.016×0.022インチの角型硬線に，垂直ループを曲げ込んで（高さ8mm程度）装着し，アーチワイヤーの遠心端を3〜4mmシンチバック（図12-1参照，本図中の赤矢印）してください．切歯群の移動につれて，このシンチバックを数回繰り返します．なお，後方牽引に要する期間は5〜10カ月です．

D：最終仕上げ
　この段階で，個々の症例にとって最良と思われる歯列と咬合を作り上げます．歯根の植立方向，上下顎対合歯の咬頭嵌合のすべてを入念にチェックしながら，微細な処置を講じてください．使用するアーチワイヤーは0.016×0.022または0.017×0.022インチの角型硬線から，最終的に0.017×0.025または0.018×0.025インチを装着します．ときには最終段階のはじめに，軟線の0.016×0.022か0.017×0.022インチの装着が必要なこともあります．また，この段階中は咬合の緊密化をはかるために，上下ゴムや三角・四角ゴム，その他の適切な使用が必要です．これらに要する期間は4〜6カ月です．

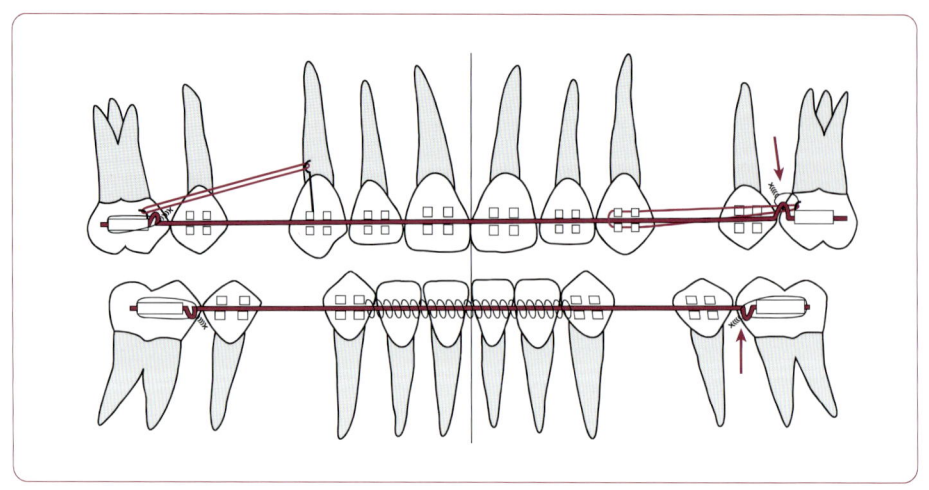

図15-2 犬歯遠心移動の二つの方法

　部分的なワイヤーで犬歯を遠心に移動する方法（図12-1参照）は，頻繁には用いられませんが，よく利用されるのはゴムとオープンコイルです．図では，上顎にゴム（赤色の細線；プルバック）を，下顎にオープンコイル（黒色のらせん状線）を使用して犬歯を遠心に移動する方法（プッシュバック）を示しています．この形式でオープンコイルの使用中は，切歯群のブラケットは着けないでください．また，このときアーチワイヤーが前方に引き出される荷重を受けますので，ワイヤーにタイバックループ（赤の矢印部）を曲げ込んで最後方歯のチューブと結紮しておいてください．

> 注：本項2～4のなかで，上下顎臼歯のⅠ級関係の達成，前歯群の被蓋状態の修正，上下顎正中を一致させることなども並行して行い，項目4では上下顎の緊密な咬合を獲得させます．これらには各様式の顎間ゴムもうまく利用してください（p.86の図を参照）．

B　仮想症例の治療方針と治療の進め方について

1　Angle Ⅱ級1類抜歯症例の場合

【臨床所見】

　オーバージェットが9mm，オーバーバイトが5mmで，上顎前歯部に軽度のスペース（合計2mm），両側の下顎前歯部に軽度の叢生（左側3mm，右側2mm）を伴う1/2咬頭Ⅱ級の上顎前突で，上唇に中等度の翻転感がみられる．なお，上下顎の犬歯関係もⅡ級，上下顎歯列の正中は下歯が1mm左側へ偏位し，第三大臼歯の歯胚はすべてあり，また，すべの歯根とその周辺に異常は認められない．なお，上顎前歯は大きく唇側に傾斜，下顎前歯は標準的な傾斜度を示している．

【治療方針の立て方】

a．II級関係の改善

第三大臼歯があるので，II級関係の改善のために上顎の大臼歯を遠心に移動することは不可能・不適切です．したがって，下顎大臼歯の近心移動（3 mm 程度）によって，目的を達する必要があります．しかし，もしも，上顎臼歯の抜歯空隙へのロスが 1.5 mm 生じれば，下顎臼歯は 4.5 mm の近心移動が必要となります（図 15-3B）．

b．上顎前歯の後方移動と犬歯の必要遠心移動距離

上唇の翻転感の改善のために，上顎前歯群を 7 mm 後退させる必要があります．上顎切歯部に 2 mm のスペースがあるので，後退に必要なスペース（犬歯に要求される遠心移動距離）は左右側各 6 mm となります（図 15-3B）．

c．下顎歯列叢生の改善

下顎歯列叢生の改善には（右側 2 mm，左側 3 mm）のスペースが必要です．

d．正中の改善

下顎歯列正中が 1 mm 左側へ偏位しているので，下顎右側犬歯を左側犬歯よりも 1 mm 余分に遠心に移動（その分，左側犬歯は 1 mm 少なくてよい）する必要があります．

【抜歯治療の必要性】

上下顎両側第一小臼歯の抜去

上顎切歯の後退用スペースの獲得のために，上顎犬歯を 6 mm 遠心移動する必要から，幅径 7.5 mmm 前後の上顎第一小臼歯を抜去する．これにより，抜去スペースへの上顎第一大臼歯のスペース・ロス（space loss；近心移動）が 1.5 mm だけ許されます．

下顎歯列の叢生の改善用の 5 mm のスペースは，幅径 7 mm 前後の両側第一小臼歯（計 14 mm）の抜去によって獲得できます．余ったスペース 9 mm は，II級関係の改善に必要な両側下顎大臼歯の 4.5 mm の近心移動に当てられます．

【治療術式の手順】

a．第一小臼歯の抜去
b．ブラケットとチューブの選択
c．第一大臼歯の帯環調整とチューブの溶接
d．上顎舌側装置（加強固定用）の作製
e．ブラケットとチューブの位置決めと装着（接着とセメント合着）
f．初期のレベリングの開始

アーチワイヤーの選択とブラケットへの結紮装着：軟線丸型の 0.014 または 0.016 インチのワイヤーから開始し，順次，0.018 インチ（場合によっては 0.016×0.022 インチも使用），硬線の丸型 0.016，0.018 インチへと交換していきます．

> 注：上顎舌側の加強固定用装置（図13-3）は，この時点から次項 **g** の終了までは必ず装着します．

g．犬歯の遠心移動の開始

犬歯の遠心移動は，初期のレベリングに引き続いて開始しますが，切歯群の排列スペースが大きく不足しているときには，レベリング中もしくは前に開始することがあります．なお，遠心移動にはオープンコイルまたはゴムを使用しますが，計画した歯の移動距離とⅠ級関係への改善に留意してください（図15-3）．

大臼歯のⅠ級関係への改善も，この時点から開始し，次の段階 h にかけて上下顎大臼歯の近心移動量に差をつけることによって達成します（顎内ゴ，顎間ゴムの利用）．なお，この時点でのアーチワイヤーは必ず0.016インチより太い径の丸型の硬線ワイヤーを用いてください．

なお，犬歯の遠心移動中は第一大臼歯のチューブに接するように，ワイヤーにフックまたはサークルストップループを曲げこんでください．

h．切歯群の後方への牽引

予定した距離の犬歯の遠心移動を終えてから，切歯群をまとめて後方へ牽引します．これには0.016×0.016または0.016×0.022インチの角型硬線を使用し，側切歯ブラケットの1～2mm遠心に高さ8mmぐらいの垂直ループ（retraction loop）を組み込んでください．このワイヤーをシンチバック（cinch back）またはタイバック（tie back）して矯正力を働かせてください（図11-7参照）．

i．仕上げ

切歯群の後方牽引終了後，つづいて，0.018×0.025インチの硬線でプレーンなアーチワイヤーを装着したいのですが，なかなかそうはいきません．そこで，0.016×0.022インチ程度の硬線（ときには0.016×0.022の軟線）から0.018×0.025インチの硬線へと，順次太さを大きくして装着していきます．

この間に上下顎咬合の緊密化や，必要に応じて，上下顎歯列の正中の不一致の改善，Ⅰ級関係のさらなる達成などを行います（顎間ゴムの各種の掛け方の利用，顎内ゴムの適用による）．

> 注：左右側の犬歯間幅径と第一大臼歯間幅径は，術前にとくに狭窄や過大が認められないかぎり，あまり大きく変えない（2～3mm程度まで）ようにワイヤーのアーチフォームを形成してください．

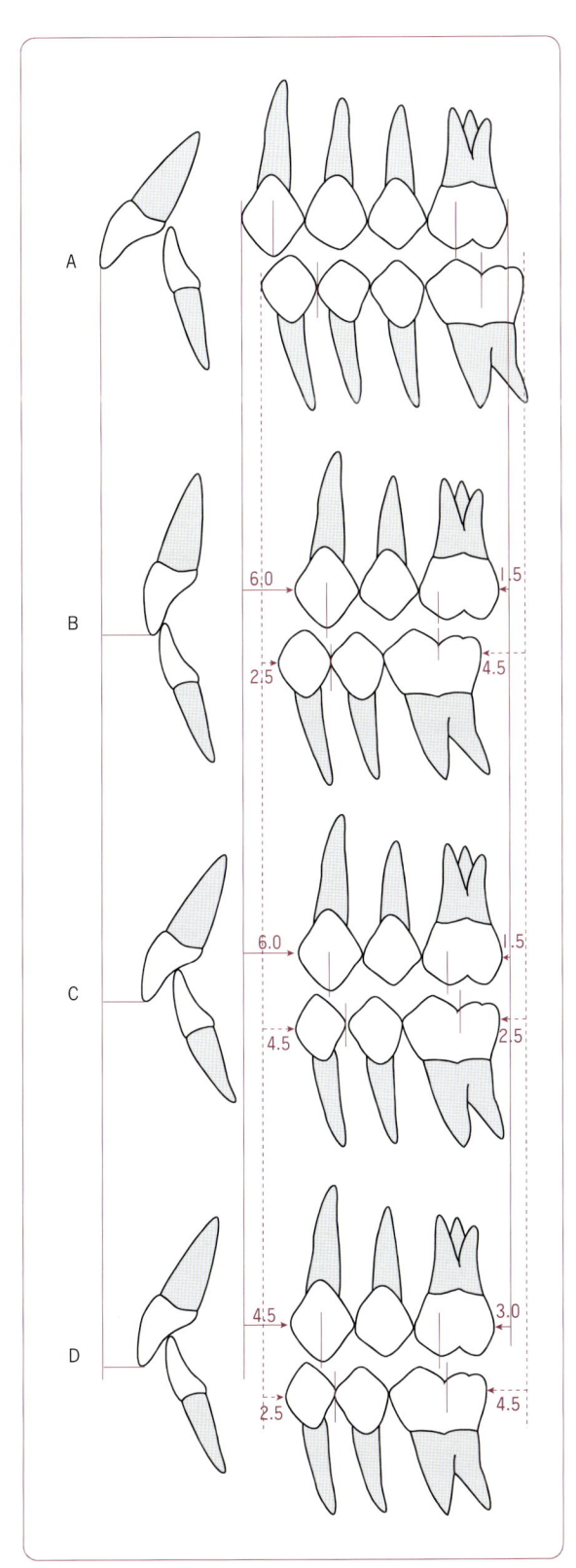

15. 仮想症例でトレーニングしよう

図15-3 犬歯の遠心移動と臼歯のスペース・ロスの問題（Ⅱ級1類抜歯症例）

Aは治療前のⅡ級Ⅰ類（上顎前突）の側面観を示しています．臼歯，犬歯ともに約半咬頭（3mm足らず）のⅡ級関係で，切歯のオーバージェットは9mm，オーバーバイトは5mmで，上顎前歯間に合計2mm余りのスペースがあり，下顎側方歯部に両側で4mmの叢生がみられます．なお，第三大臼歯はすべて存在しています．B，C，Dには第一小臼歯の抜去後の3通りの治療結果を示しています．なお，図中の赤数字は移動距離を表しています．

Bは成功例で，上顎臼歯群は1.5mm近心に移動（スペース・ロス）し，上顎犬歯は6.0mm遠心に移動されました．また，下顎臼歯群は4.5mm近心に移動され，下顎犬歯は2.5mm移動されました．その結果，臼歯，犬歯ともにⅠ級関係に，上顎切歯は7mm後退されて正常被蓋に改善され，所期の目標を達成できました．

Cは失敗例で，上顎の臼歯のスペース・ロス，犬歯の遠心移動は計画通り成功しましたが，下顎大臼歯の近心移動が予定より少なく，下顎犬歯の遠心移動を多くしすぎたために，Ⅱ級関係が十分には改善できず，切歯の過蓋状態もかなり残ってしまいました．

Dも失敗例で，下顎の臼歯の近心移動と犬歯の遠心移動は計画どおり成功しましたが，上顎臼歯のスペース・ロスが予定より大きく，上顎犬歯の遠心移動が不十分となり，Ⅱ級関係の改善を果たせず，切歯の過蓋もかなり残ってしまいました．

81

2 ── Angle Ⅲ級抜歯症例の場合

【臨床所見】

オーバーバイトが2mm，オーバージェットが−3.0mmで，上顎歯列の小臼歯部に軽度の狭窄と中等度の叢生（両側各2mm）を伴う1/2咬頭Ⅲ級の前歯部反対咬合である．第三大臼歯はすべて歯胚があり，とくに下顎は第二大臼歯の歯頸部に近心傾斜をして衝突している．パノラマX線写真上での異常はとくに見当たらない．側貌ではオトガイの突出感は軽微であるが，下唇に飜転感があり，その分上唇にいくぶんの相対的な陥凹感が認められる．なお，上顎切歯は標準的な傾斜度，下顎切歯は軽度の唇側傾斜を示している．

【治療方針の立て方】

a．Ⅲ級関係の改善

下顎第三大臼歯が第二大臼歯の歯頸部に突っ込んできているので，下顎大臼歯の遠心移動は不可能です．したがって，Ⅲ級関係の改善は上顎大臼歯の近心移動（約3mm）によって達成する以外にはありません．

> **注**：もし，下顎大臼歯が1.5mm近心移動（ロス）すれば，上顎大臼歯の近心移動は4.5mmが必要とされます．

b．前歯の反対被蓋の改善

オトガイの前突は軽微であるが下唇に飜転感がみられることから，主として下顎前歯群の5mmの舌側への移動によって正被蓋を獲得するのがよいと考えられます．

c．上顎歯列の叢生と狭窄の改善

上顎歯列には小臼歯部に（両側各2mm）の叢生があり，狭窄はおそらく両側合わせて2mm程度と推定されす．したがって，歯列拡大後の側方歯部でのスペース不足は両側各1mm程度と思われます．

【抜歯治療の必要性】

上顎両側第二小臼歯，下顎両側第一小臼歯の抜去．

上顎小臼歯部の狭窄は，側方拡大約2mm必要ですが，これによって各側2mmの叢生は解消されませんし，またⅠ級関係を作りあげるためには，上顎大臼歯の大幅な近心移動（両側各3mm）を必要とします．そこで，上顎第二小臼歯（幅径；約7mm）の抜去が選択されます．

また，下歯列の前歯を5mm後方に移動するにはスペースが足りません．そこで，下顎第一小臼歯を抜去して，犬歯を5mm遠心に移動しますが，大臼歯のスペース・ロス（近心移動）1.5mm強が見込まれます．このロス分が上顎大臼歯のより大幅な近心移動（4.5mm強）を要する理由となります．

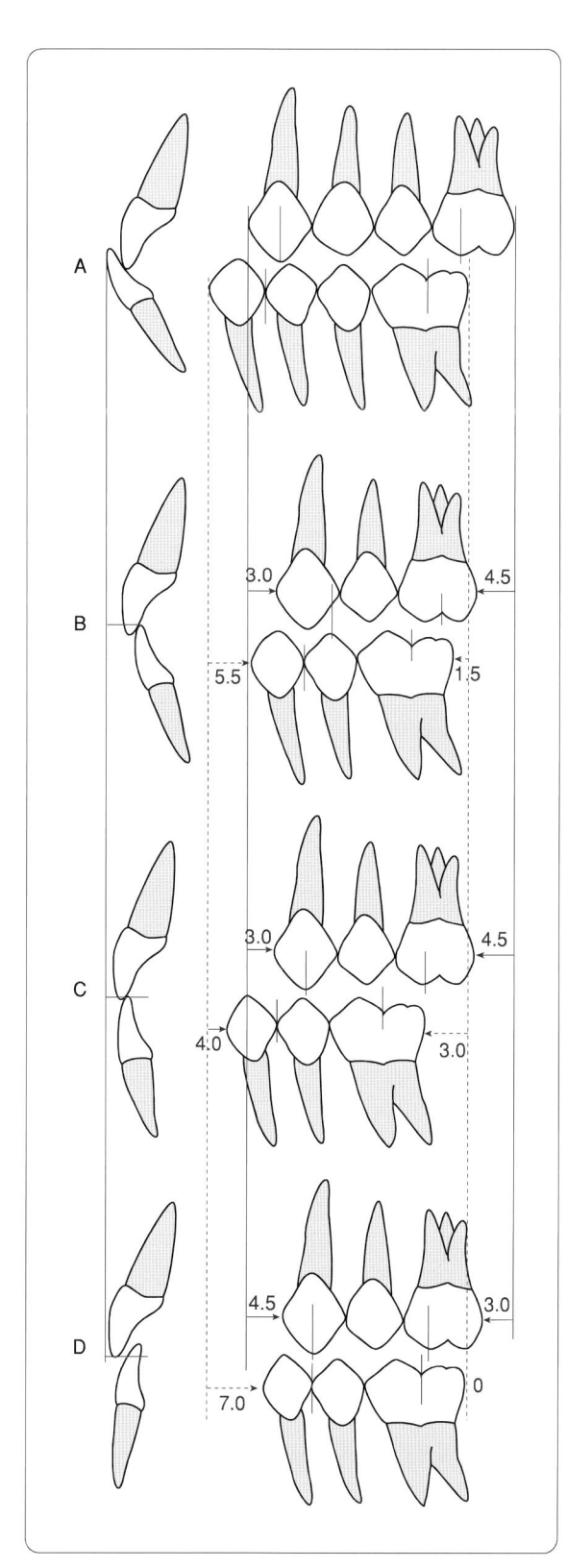

15. 仮想症例でトレーニングしよう

図 15-4 犬歯の遠心移動と臼歯のスペース・ロスの問題（Ⅲ級抜歯症例）

Aは治療前のⅢ級（反対咬合）の側面観を示しています．臼歯，犬歯ともに約半咬頭（3 mm 余り）のⅢ級関係で，切歯のオーバージェットは−3 mm，オーバーバイトは2 mmで，第三大臼歯はすべて存在しています．B，C，Dには，第一小臼歯抜去後の3通りの治療結果を示しています．なお，図中の赤数字は移動距離（mm）を表しています．

Bは成功例で，下顎臼歯群は1.5 mm 近心に移動（スペース・ロス）し，下顎犬歯は5.5 mm 遠心に移動されました．また，上顎臼歯群は4.5 mm 近心に移動され，上顎犬歯は3.0 mm 遠心に移動されました．その結果，臼歯，犬歯ともにほぼⅠ級関係に，切歯の被蓋も正しく改善されました．

Cは失敗例で，上顎の臼歯の近心移動と犬歯の遠心移動は予定どおり成功しましたが，下顎臼歯のスペース・ロスが予想より大きく，Ⅲ級関係の修正ができず，また，下顎犬歯の遠心移動が予定より少なくなってしまったために，切歯の被蓋改善が不十分となりました．

Dも失敗例で，下顎臼歯群のスペース・ロスはなく，下顎犬歯は遠心へ移動されすぎてしまいました．一方，上顎臼歯の近心移動は予定より少なく，上顎犬歯の遠心移動量が多すぎたため，幸いにも臼歯と犬歯はほぼⅠ級関係に近づきました．しかし，下顎切歯が後方に傾斜移動されすぎて不安定な被蓋関係になっています

注：下顎第三大臼歯の影響により，下顎第二・第一大臼歯が近心に移動するおそれが強いので，第三大臼歯も抜去します．

【治療術式の手順】
a．上顎両側第二小臼歯と下顎両側第一小臼歯の抜去
b．ブラケットとチューブの選択
c．第一大臼歯の帯環調製とチューブの溶接
d．ブラケットとチューブの位置決めと装着
e．初期のレベリングと側方拡大の開始

　レベリングについては前項 B-1-f 項とほぼ同様ですので省略します．
　上顎小臼歯部の狭窄の程度がわずかなので，この拡大はアーチワイヤー自体で行います．

注：拡大中には，上顎大臼歯の舌側移動を防ぐため，加強固定としてあらかじめ上顎両側第一大臼歯間にパラタルアーチを装着しておいてください（図 13-3 参照）．

f．下顎犬歯の遠心，上顎大臼歯の近心移動

　下顎犬歯の遠心移動にはオープンコイルスプリング（図 15-2 参照）とⅢ級顎間ゴム（下顎犬歯ブラケットのフックと上顎第一大臼歯チューブのフックとの間）を用います．このゴムは上顎第一大臼歯に近心移動方向への分力を，下顎犬歯に遠心移動方向への分力を与えます．このf時点だけでは上顎大臼歯の十分な近心移動は無理です．

注：使用ワイヤーは，0.016 インチまたは 0.018 インチの丸型硬線とします．

g．上顎大臼歯の前方移動と下顎切歯群の後方移動

　上顎歯列には 0.018 インチ丸型の硬線で，プレーンなアーチを装着します．その前に上顎 6 前歯は連続結紮しておきます．
　下顎歯列には 0.016×0.016 インチの硬線を用い，側切歯ブラケットの 1 mm 遠心に，高さ 8 mm のリクラクション・ループを曲げ込みます．下顎歯列に，アーチワイヤーをセットするとき，2〜3 mm のシンチバックをするか，タイバック（この時はあらかじめ大臼歯チューブの近心端から 4〜5 mm の位置にタイバックループを曲げ込んでおく必要あり，図 12-1 A 参照）をして装着します（下顎第二小臼歯と下顎大臼歯は連続結紮）．
　さらに，上顎大臼歯のフックと下顎歯列のリトラクション・ループとの間にⅢ級ゴ

ムを掛けます．

h．上顎大臼歯の前方移動

前歯の被蓋を完全に改善したのち，上顎歯列の6前歯と第一小臼歯とを一塊に連続結紮し，0.018インチの丸型でプレーンなアーチワイヤーに第一小臼歯ブラケットの遠心端近くでフックを曲げ込んで，これを装着し，このフックと上顎大臼歯のフックとの間に顎内ゴムを掛けます．そのうえ，III級ゴムも併用します．

i．仕上げ

これについては前例の通りですので省略します．

以上，二つの仮想症例について，2～3回繰り返して演習をしていただくと，かなり基礎的な力がつくと思います．ただ，これだけで術式のすべてが網羅されたわけではなく，もっといろいろな事態に遭遇し，対処を迫られることが多いことを覚悟しておいてください．

●補足：顎間ゴム

　顎間ゴムは，Ⅱ級・Ⅲ級ゴムのほか，かけ方によって垂直ゴム，三角ゴム，四角ゴム，斜めゴム，交叉ゴムなどの呼び名があります（**図1**）．それぞれの場面に応じて使い方を工夫してみてください．

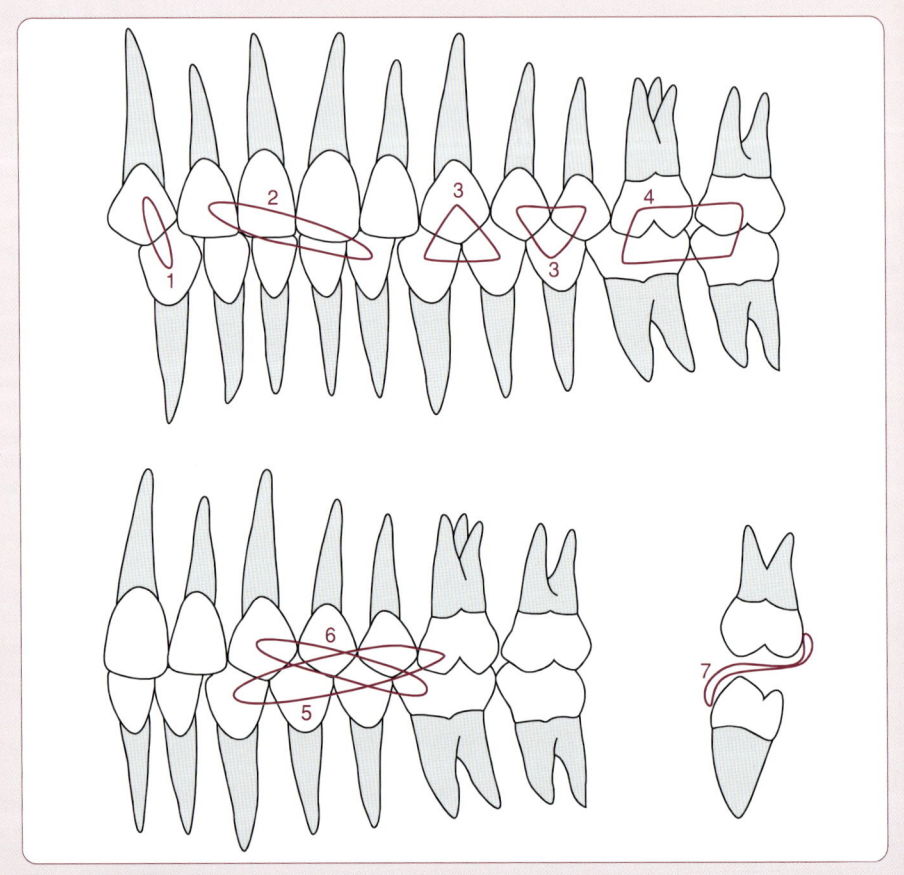

図1　各種の顎間ゴム
　上下顎の間にかけられるゴムを顎間ゴムといいます．事態に応じていろいろなかけ方がありますが，比較的よく利用されるものを図に示しました．1は垂直ゴム，2は斜めゴム，3は三角ゴム，4は四角ゴム，5はⅢ級ゴム，6はⅡ級ゴム，7は交叉ゴムと名づけられ，1，3，4は　咬合の緊密化，2は正中の改善，5はⅢ級，6はⅡ級の改善，7は交叉咬合の改善などに際して使用されます．

16 困ったもんだ保定には

A 保定の泣きどころ

　出生から老化に至るまでの一連の流れに，成長という言葉を当てはめるとすれば，人の器官や組織は，終生，プラス成長からマイナス成長にかけての変化を遂げ続けています．これはそれぞれの組織自体の変化と，それを取り囲む周辺の変化に修飾されて特定の変容を遂げていきます．歯や歯列もその例外ではなく，歯周組織と隣在歯および舌，頰の動態などの変化に応じて終生，移動したり，空隙や叢生を発生したりの変化を現します．この事実を考えると，矯正歯科治療によって大幅に環境を変えられた歯と歯列・咬合が，そのまま保持され続けられるとは到底思えません．すなわち，われわれには治療後の歯列・咬合の状態を長年月保証することはできないのです．

　このことを十分認識して，間違っても患者さんに，あたかも，治療後の状態が十年以上も保証されるような錯覚を与えてはなりません．

B 保定とは

　矯正治療では動的治療が終わると保定にかかります．動的治療では歯，歯列，咬合のすべての環境をいったん破壊し，舌，頰，口唇を含めて新たな環境におき変えることになります．歯周組織も歯の植立状態も歯列も咬合も，この新環境に慣れるにはかなりの月日が必要です．そのまま捨てておくと後戻りしてしまいます．そこで新環境に慣れさせるために，長い年月をかけて，術後の現状保持装置を装着し続けることになります．これが保定です．しかし，すべての組織が新しい環境に完全に馴染みきるかどうかは誰にも分かりません．保定というのは，これほどに頼りなく不確実なものであると肚をくくって取り組んでください．

C 保定の期間

　一般に，保定装置は，治療の動的期間と同じ年月を使用するのがよいといわれています．一方，歯の回転移動では 500 日以上の保定にもかかわらず後戻りが見られたとする研究（Reitan K.）や，保定 6 週間で組織学的に安定した（高橋：日矯歯誌，1976）

という研究もあります．もちろん，歯の移動の種類，距離，期間などによって必要な保定期間が異なることは十分考えられます．臨床では歯の移動ごとに保定をするわけではなく，最後に一括して保定をするので，必要と思われる最長の保定期間を選択するのが安全といえます．

できるだけ1年間は固定式の保定装置を装着し，その後，可撤式に変えて，詳細な観察を行いつつ，漸次1日の装着時間を短縮していく以外には良策はありません．

D 保定の方法

保定というのはがんじがらめに，歯や歯列を固定してしまうと考えるのは誤りです．どれほど精密に治療しても，患者個人本来の歯や歯列の接触滑走や咬合接触運動（軟組織を含めた顎の機能動態）のあり方と，新たに作られた歯や歯列の状態とがよく馴染むはずはありません．これを馴染ませるために，両者の相互の歩み寄りを期待して，ごく微小ながら，歯や歯列が移動して安定できる余裕を持たせた保定装置を調製する必要があります．

1 保定装置の種類

マルチブラケット装置で，動的治療が終わったと判断される時点から保定に入ります．通常，2〜3カ月はそのままの装置を続けますが，その後に舌側に装着し，後のちまで使用する保定装置に，リンガル・ボンデッド・リテーナー（lingual bonded retainer）があります．

a．リンガル・ボンデッド・リテーナー

極細の硬線の何本かを，よじり束ねて，0.0175や0.019インチの丸型ワイヤー（multi-stranded wire）に作りあげたものを用います．多くの場合，上顎歯列や下顎歯列の一側の小臼歯から反対側の小臼歯にかけて，歯の舌面に沿わせたこのワイヤーを，各歯ごとに点状にボンディング剤で接着します（図16-1）．ときには大臼歯にまでワイヤーを延長することもあります．

b．ホーレー保定装置またはベッグの保定装置

これは両者とも，可撤式の床タイプ装置で，床は通常，全歯の舌面歯頸側半部までを覆う外形とします．唇面に沿うワイヤーには0.7または0.9mmの丸型を使用しますが，両者のワイヤーの設計にはかなりの違いがあります（図16-2）．

これらのいずれが優れているかは術者の好みの問題です．これらの装置を動的治療後間もなくから使用するときは，マルチブラケット装置撤去後1〜2週間以内に装着できるように作製してください．

16. 困ったもんだ保定には

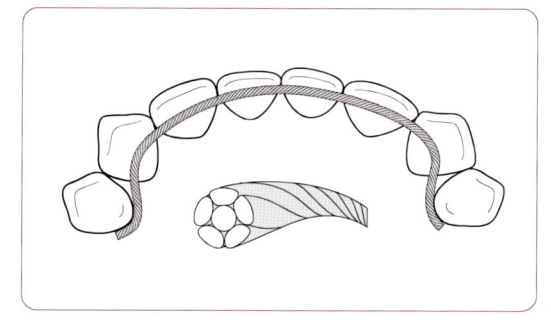

図 16-1　固定式保定装置
　保定には固定式と可撤式とがあります．前者では従来，両側の下顎犬歯のバンド間に 0.7 mm 以上の硬線を鑞接したものがよく用いられましたが，最近では，図のように，きわめて細いワイヤーを数本よじった 0.19 インチ以上のものを直接，歯の舌面にボンディングする方法が多く用いられます．これは，ときには上顎にも使用されます．

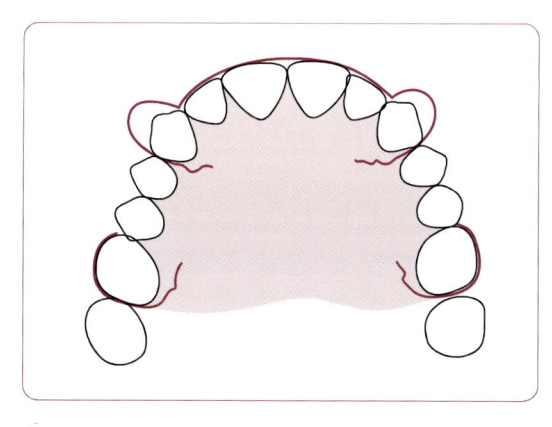

図 16-2　可撤式保定装置
　可撤式保定装置で代表的なのは，図のようなホーレーの保定床です．これは，前歯部の唇側を 0.7 または 0.9 mm のいわゆる接歯唇側線で取り巻き，臼歯をクラスプで把持するように作製します．床の部分は歯の舌側面を覆うように設計します．この保定床は，患者がどこまでまじめに装着してくれるかどうかに難点が残ります．

> **注**：かつて私の所属した教室で調査したところ，治療を終えて数年以上過ぎた元患者の 7 割以上が，可撤式の保定装置は 2〜3 カ月以内に装着しなくなったと答えていましたので，注意してください．

17 こんな症例は専門医にどうぞ

　すでに述べましたとおり，不透明な顎骨の発育とは勝負せずにすむ症例を選ぶべきことに変わりはありません．それでもまだ治療にてこずる症例は沢山あります．ここに，それらの幾つかを掲げますので，無理に手をつけないで，矯正歯科専門医に送ってください．

A　叢生歯列

　⑴　歯列の，前方あるいは側方への拡大ができないか，あるいはしてはならない症例で，前歯，小臼歯の叢生度（重なり度合）の合計が 12 mm 以上もある症例．
　⑵　歯列の，前方拡大が 2 mm 程度あるいは側方拡大が 4 mm 程度許される症例でも，叢生度の合計が 16 mm 以上もある症例．
　⑶　上顎歯列と下顎歯列との，臼歯間幅径の差が大きすぎる症例で，仮りに，叢生が改善されても，上下顎対合歯の頰舌的咬合が改善不能と予想される症例．
　⑷　前歯の後方移動が 2 mm 以上必要で，側方拡大は不可の症例で，叢生度の合計が 10 mm 以上もある症例．

B　上顎前突および過（被）蓋咬合

　⑴　オーバージェットが 8 mm 以上ある症例で，上顎小・大臼歯の遠心移動が不可で，下顎前歯の唇舌的移動も許されないⅡ級症例．
　⑵　上顎前突で，上下顎の小・大臼歯群の近・遠心関係が 1 咬頭以上Ⅱ級の症例．
　⑶　上顎前歯の傾斜度が正常で，下顎前歯の唇側傾斜度が著しく大きい症例．
　⑷　オーバーバイトが 6 mm 以上，オーバージェットが 3〜4 mm の症例で，咬合挙上をはかっても改善が困難な症例（たとえば，下顎前歯が挺出して Spee 弯曲が強すぎる下顎歯列，上顎前歯群が著しく下方に垂れ下がったような上顎歯列，下顎前歯にブラケットが着けられない場合など）．
　⑸　歯の移動可能限界内では代償されえない骨格性の上顎前突．

C 反対咬合

(1) 上顎前歯の唇側への傾斜度と，下顎前歯の舌側への傾斜度とが，ともに大きい症例．

(2) 上顎前歯または下顎前歯の傾斜度が正常であって，前者の下顎前歯の舌側傾斜度がかなり大きいか，または後者の上顎前歯の唇側傾斜度がかなり大きい症例．

(3) オーバージェットがマイナスで 6 mm 以上もある症例．

(4) 前歯部も小・大臼歯もすべて反対咬合の症例．

(5) 上下顎の小・大臼歯の近・遠心関係が，3/4 咬頭以上Ⅲ級の症例．

(6) 歯の移動可能限界内では代償されえない骨格性の反対咬合．

D 開咬

(1) 前歯部に限られた開咬症例でも，オーバーバイトがマイナスで 2 mm 以上ある症例．

(2) 前歯部と臼歯部がともに開咬である症例．

(3) 開咬が前歯部に限られ，オーバーバイトがマイナスで 2 mm 以下であっても，下顎の前歯部基底骨と歯槽の厚みが異常に薄い症例．

E その他

(1) 明らかに下顎オトガイ部に側方偏位が認められ，上下顎歯列正中のズレが 3 mm 以上ある症例．

(2) 片側の前歯，小・大臼歯の大部分が反対咬合で，正中のズレも 3 mm 以上ある症例．

(3) 歯根が 1/4 以上吸収している歯を数歯以上有する症例．

(4) 歯槽骨の水平吸収が，1/3 以上進行していると思われる歯を多数有する症例．

(5) 舌習癖（突き出し）が顕著か，舌が明らかに大きすぎて，歯列にかなりの空隙や開咬の著しい症例．

(6) 明らかに乳歯の歯冠崩壊や早期脱落などで，近心転位したと思われる大臼歯でないのに，大臼歯の遠心移動が 1.5 mm 以上必要と判断される症例（後方大臼歯の抜歯が許される場合は除く）．

以上のほかにも，治療のむずかしい症例（例えば中等度以上の歯周病を伴う症例，

カリエスリスクの高い症例など）はさまざまな状態でみられると思いますが，それらはせいぜい，全不正咬合の数％程度以内のことです．症例の現状をよく見極めて，治療に当たってください．

18 ついうっかりと忘れるな，知らずにいるとミスするよ！

　治療中の各段階で，"面倒くさい"とか"ついうっかり"として打つべき手を抜いてしまうと，かえってその後の各段階でより面倒な操作が必要になったり，治療の期間が長びいたりするばかりか，よい治療結果が得られなくなったりします．これは場合によると患者さんからのクレームや訴訟にもつながりかねません．

A 犬歯の遠心移動に際して

1 ─ 移動量の適否の判断

　第一小臼歯の抜歯症例では，当然，犬歯を遠心に移動します．移動に必死になるあまり，どこまで何 mm 移動すべきかを忘れてしまい，とにかく，第二小臼歯とくっつきさえすればよいと，必死に牽引している姿がよく見られます．これでは何のために治療計画を立てたのか分かりません．

　犬歯の近心から反対側の犬歯の近心側までの叢生度（x mm）の 1/2，または切歯の後退必要量（y mm），あるいはその両方（1/2x＋y mm）が一側の犬歯の必要遠心移動量となります．そのうえ，もし正中が（z mm）ずれていれば，その修正のために，ずれている側の犬歯の遠心移動量は z mm を減じた値，反対側のそれは z mm を加えた値となります（図 18-1）．

　遠心移動に当たっては，この計算を常に意識しながら，術前の石膏模型と術中の口腔の現状を念入りに観察し，牽引を続けるべきか中止すべきかを判断してください．

```
●小臼歯抜歯ケースの場合
　前歯の叢生度の合計・・・・・・・（x mm）
　必要な切歯の後退量・・・・・・・（y mm）
　　　CM ＝ 1/2x ＋ y

　・正中にズレ（z mm）がある場合は？
　　　ズレている方向側の犬歯のCM ＝ 1/2x ＋ y － z
　　　反対側の犬歯のCM　　　　　 ＝ 1/2x ＋ y ＋ z
　・大臼歯の遠心移動がa mmだけ可能な場合は？
　　　以上の各CM － a となる
```

図 18-1　必要な犬歯の移動量（CM）の算定

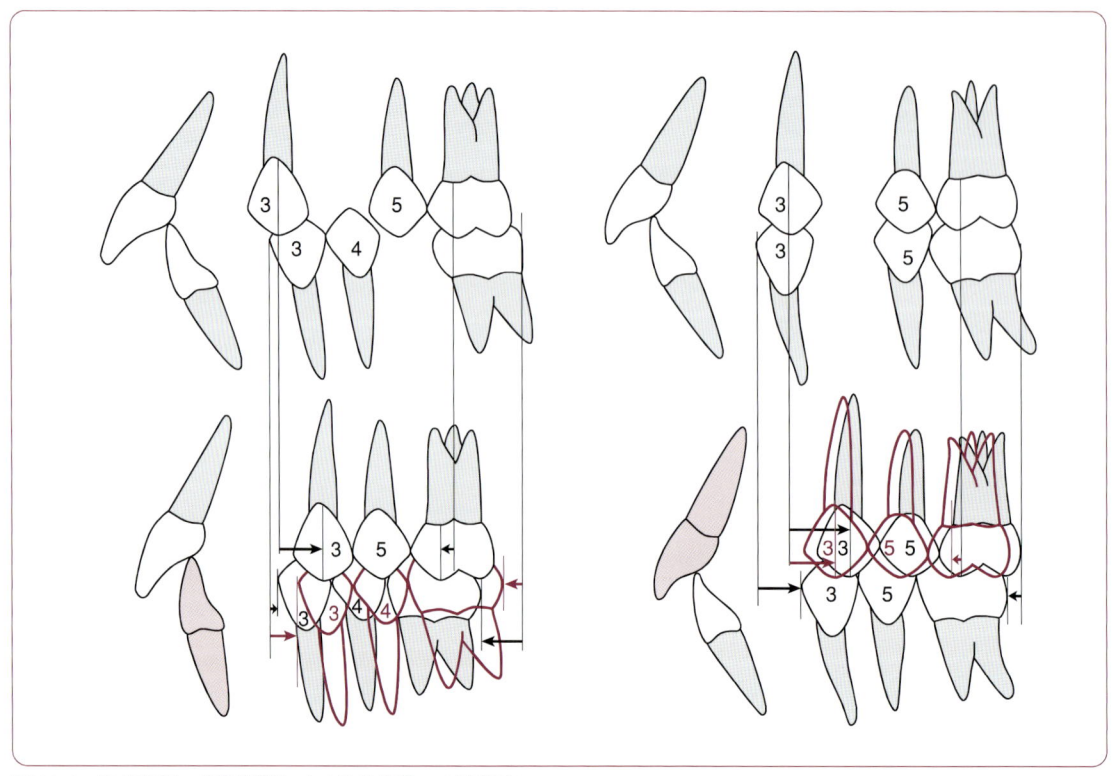

図 18-2 抜歯空隙の利用過誤による失敗例①：上顎前突

　左図は 2/3 咬頭以上のⅡ級Ⅰ類で，上顎は第一小臼歯を，下顎は第二小臼歯を抜去して治療を進めました．結果は下図のように，切歯の被蓋の改善がうまくいきませんでした．これは，下顎犬歯を後退させすぎたため，下顎小・大臼歯のロス（近心移動）が不十分となり，Ⅱ級関係もそれほど改善されず（赤線の下顎歯），下顎切歯（赤アミの歯）が後退されすぎてしまった結果と考えられます．

　右図は 1/2 咬頭程度のⅡ級Ⅰ類で，上下顎ともに第一小臼歯を抜去して治療しました．結果は下図のように，切歯の過蓋が残ってしまいました．これは，上顎臼歯のロスが予定より大きかったため，上顎犬歯の後退量が不十分となり，Ⅱ級関係の修正ができず（赤線の上顎歯），上顎切歯（赤アミの歯）の後退不足となったことが原因と考えられます．

　なお，図中の数字は歯式での各歯の番号を現しています．

2　犬歯のⅠ級関係達成における過誤

　上下顎犬歯のⅠ級関係が達成できなければ，切歯のよい被蓋関係は得られません．上下顎の犬歯が，Ⅱ級あるいはⅢ級関係にある症例はよくあります．上顎または下顎だけの小臼歯を抜歯すればよい症例であれば，犬歯の遠心移動にそれほど問題はないのですが，上下顎ともに小臼歯の抜歯を要する症例の場合にしばしば問題がみられます．

　たとえば，犬歯のⅡ級例で，下顎の犬歯を遠心移動しすぎると，上顎の犬歯を最大量遠心に移動しても，Ⅰ級関係には届きません．Ⅲ級例ではこの逆のことがいえます．切歯の必要後退量なども十二分に勘案しながら，Ⅰ級を達成するには，上下顎の犬歯をそれぞれどこまで（何mmずつ）遠心に移動すればよいのかの観察を誤らないように心掛けてください（図18-2，18-3，図15-3，15-4参照）

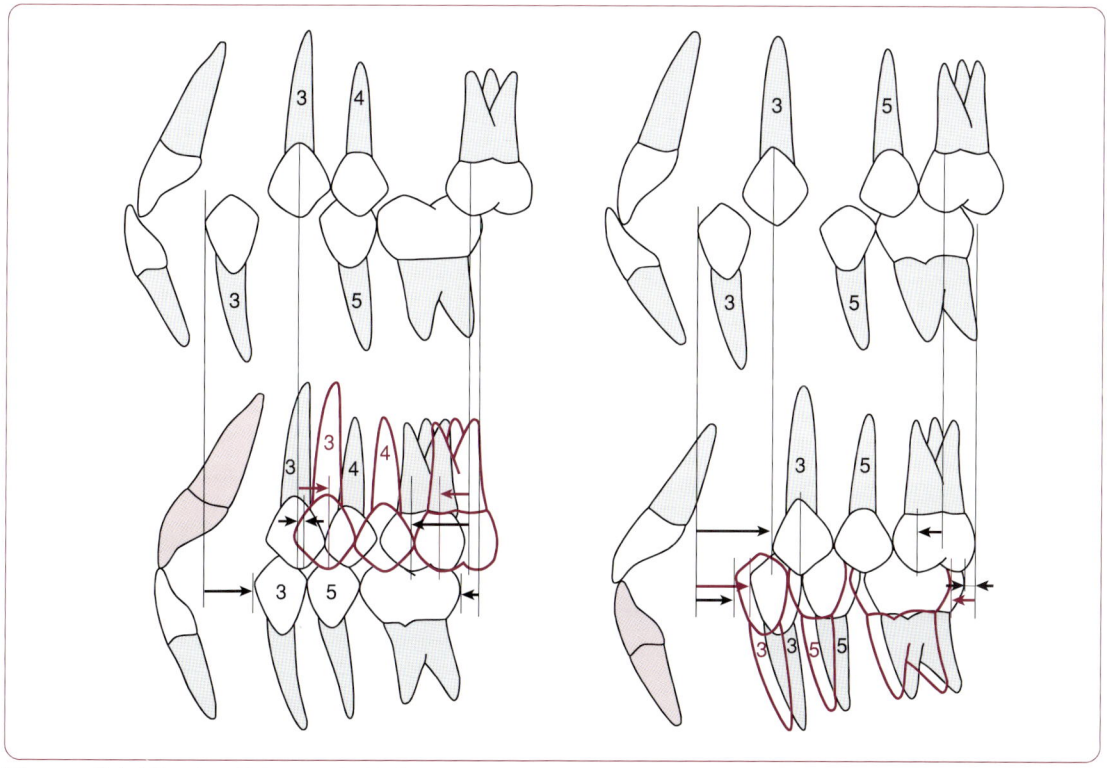

18. ついうっかりと忘れるな，知らずにいるとミスするよ！

図18-3　抜歯空隙の利用過誤による失敗例②：下顎前突
　左図は2/3咬頭以上のⅢ級で，上顎は第二小臼歯を，下顎は第一小臼歯を抜去して治療を進めました．結果は下図のように，切歯の被蓋改善がうまくいきませんでした．これは，上顎犬歯を後退させすぎたため，上顎小・大臼歯のロスが不十分となりⅢ級関係の改善も進まず（赤線の上顎歯），結果的に上顎切歯が後退されすぎた（赤アミの歯）からと考えられます．
　右図は1/2咬頭程度のⅢ級で，上下顎ともに第一小臼歯を抜去して治療を行いました．結果は下図のように，いま一息のところで切歯被蓋の改善が十分ではありませんでした．これは，下顎臼歯のロスが予定より大きく，下顎犬歯の後退量が不足してしまった（赤線の下顎歯）結果，下顎切歯の後退量（赤アミの歯）が不十分となったからと考えられます．
　なお，図中の数字は歯式での各歯の番号を現しています．

B　小臼歯・大臼歯の頬・舌的植立方向の問題

　動的治療の終末段階で小臼歯・大臼歯の咬頭嵌合が達成されていなければ，保定に入ることはできません．頬面からみて一見，嵌合しているようにみえても，模型を採って舌面から観察すると，まったく咬合接触がみられないか，ごく一部分しか接触していない状態にあることがよく分かります．これはほとんどの場合，上顎か下顎，または両方の小臼歯・大臼歯の頬・舌的な傾斜（植立方向）がよくないときにみられる現象です（図18-4）．
　これを修正するには，角型アーチワイヤーにトルク（ねじり）を入れる必要があります．前歯部でワイヤーにトルクを入れるには，かなりの熟練を要します（ワイヤー

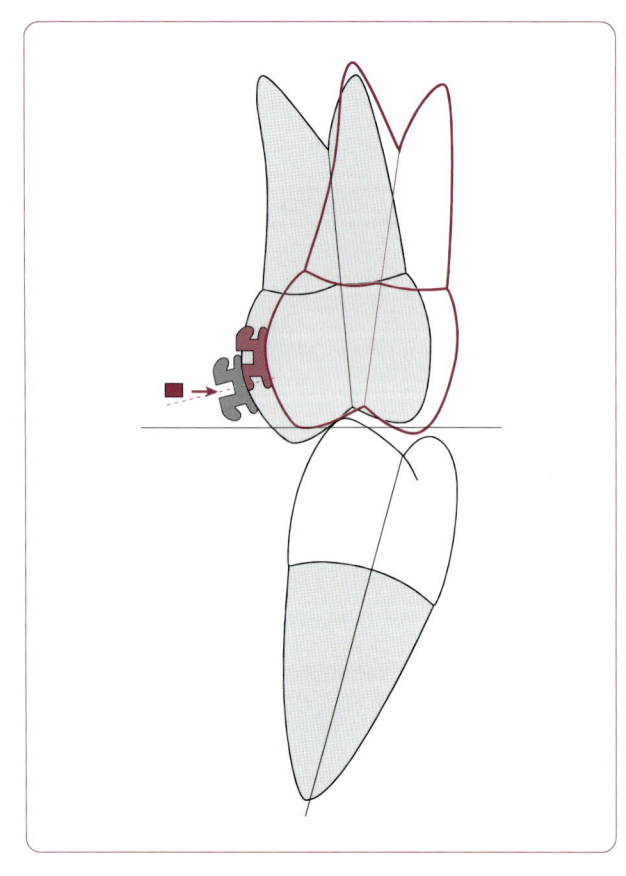

図 18-4 対咬する臼歯の植立方向の問題
　動的治療の終わる段階で，上顎または下顎の歯，あるいは両者の頬舌的な歯軸の方向が不良で，咬頭嵌合が不十分な例はよくみられます．これの修正は，当該部分のアーチワイヤーにトルクをいれることによって達成します．この場合は，同時に上下ゴムを用いる場合があります．図は，黒で囲んだ赤の角ワイヤーが，斜め向きの黒のブラケット・スロットに挿入されると，黒の上顎臼歯が赤の上顎臼歯のように移動して，良好な咬頭咬合が得られることを示しています．

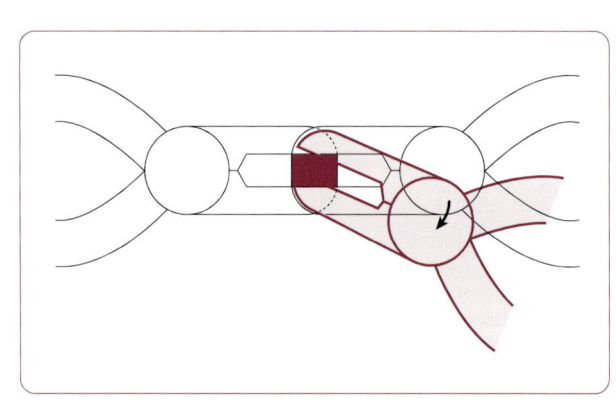

図 18-5 角ワイヤーの臼歯部でのトルクのかけ方
　Tweed のアーチベンディング・プライヤーを2本使用するのが最適です．図のように，アーチワイヤーのトルクをかけたい部位を中心に，2本のプライヤー（黒）を水平に交差させてワイヤーの長辺をしっかりと把持します．一方のプライヤーを動かさないように保持したまま，もう一方のプライヤーを赤色のプライヤーの方向に回転（図中の黒矢印）させると，把持部より遠心側のワイヤーにトルク（よじれ）がつきます．

の平面性の保持がむずかしくなる）が，小臼歯・大臼歯部にトルクを入れるのは簡単です．ワイヤーをしっかり保持できる2本のプライヤーさえあれば，トルクを入れたい歯のブラケットの近心2mm余りの部位のワイヤーを，2本のプライヤーを揃えてしっかりと保持し，遠心側の1本のプライヤーだけを，ワイヤーの延長軸を中心として回転させればよいのです．ただ，このとき，回転方向を間違わないように注意してください．方向を間違えるとますます嵌合が離開してしまいます（**図 18-5**）．

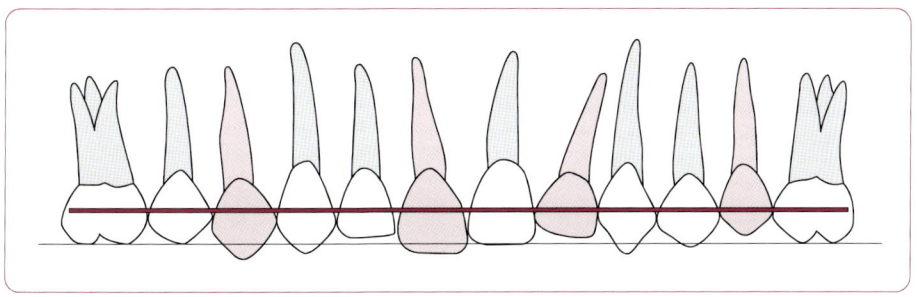

図 18-6 ブラケット接着の位置と方向の不良の影響
ブラケットの接着位置や方向の不適切は，赤色で示した歯のように低位，高位，傾斜などの異常を生み出します．治療中にこのような状態が観察されれば，ただちにブラケットを接着し直してください．

C 歯列における歯のわずかな低位・高位・植立方向などの不良
（図 18-6）

治療が最終段階に入るころには，仮想される咬合平面に対して，ある1～数歯だけがほんの1mm以下の低位や高位である様相が明確になってきます．これは確認し次第，ブラケットの位置（高さ）を正しく変えて接着し直すことによって修正してください．

治療の初期や中期におけるブラケットの接着位置や接着方向の不良も，個々の歯の位置や方向の不良につながっているはずです．これも当然，気がついた時点ですぐにブラケットの修正，再接着をしなければよい治療結果は得られません．

D ゴムリング，コイルスプリング，ワイヤーループによる歯の牽引時に派生する問題

ある歯または歯群と他の歯または歯群との間に，ゴムリングその他で牽引矯正力が負荷される機会は，きわめて多くあります．同一顎内でのこの形式のもっとも代表的なものは，以下のとおりです．

(1) 抜歯症例での犬歯の遠心移動時にみられます．ほとんどの場合，犬歯のブラケットに直接あるいは付随するフックと，大臼歯のチューブまたは付随するフックとの間にゴムリングなどを引っ掛けて牽引力を発現させます．ブラケットやチューブは歯冠の頰側に取りつけられているため，近遠心方向への牽引力は結果的に歯を捻転（p.68の図1参照）させ，牽引方向に傾斜させる（図18-7）ような作用を生みます．

このような好ましくない事態に対しては，事前にそれを避ける方策（toe-in bendやtip-back bendなど）を講ずるか，事態発生後，できるだけ早い機会にそれに対処することが肝要です．事前の方策として，牽引時のアーチワイヤーに0.016インチ以上の硬線を用いること，大臼歯のチューブに挿入される部のアーチワイヤーにトー

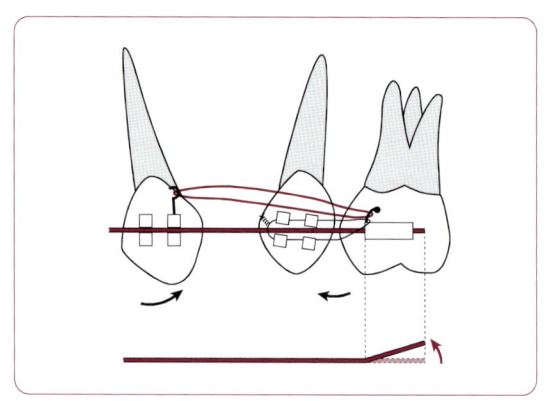

図 18-7　歯の相互牽引時の傾斜移動力への対策

　たとえば，犬歯と臼歯との間にゴムをかけて犬歯の遠心移動を行う場合，黒矢印で示す方向に傾斜移動力も作用します．これに対抗するためと固定の強化の意味もかねて，下部のワイヤー（赤線）のように，大臼歯の前でティップバックの曲げ（赤矢印：10〜20度）をいれます．

　このとき，歯の回転を防ぐために，同時にトーインベンドもいれます．

　なお，図中の赤の細線はゴム，黒の細線は結紮線です．

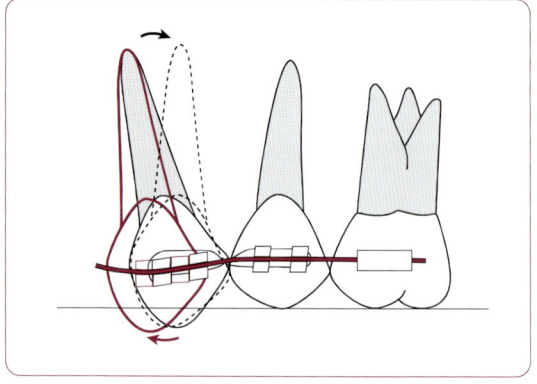

図 18-8　歯の整直（アップライト）時の注意

　たとえば，抜歯空隙を犬歯の遠心移動で閉鎖した場合，黒実線の犬歯のように傾斜して小臼歯とくっつくことがあります．この犬歯の根尖を整直すると，赤色の犬歯のように，歯冠がおもに立て直されて（赤矢印），小臼歯との間に空隙が生じます．これを防ぐために，犬歯と臼歯間を結紮線（黒の細線）で結わえて，黒点線の形に犬歯を整直する必要があります．

イン（捻転に対抗）とティップバック（傾斜移動に対抗）を曲げ込むこと，極力弱い矯正力（90g前後）を用いること，犬歯の遠心3mm付近のアーチワイヤーにgable bend（傾斜移動に対抗）を組み込むことなどを考慮してください．

　捻転に対するいま一つ有効な方法として，舌側にも牽引装置を取りつける手法があります．

　(2)　もしも，歯の傾斜や捻転が明確になってくれば，アップライト・スプリングや回転用補助スプリングを装着する必要があります（**図12-2 参照**）．

　(3)　つぎに，意図的に傾斜移動させたり，やむをえず傾斜移動してしまった歯について，歯冠の位置をできるだけそのままの位置に保持し，歯根尖を大幅に移動することによって整直を行いたい場合には，その歯とそれより傾斜側にある歯（歯群）とのブラケットを，結紮線で強固に結わえてからアップライト・スプリングを作用させる必要があります．もし，結わえないときには歯冠が元の方向に移動してしまいます（**図18-8**）．

E　顎間ゴムの功罪

　代表的なⅡ級ゴム，Ⅲ級ゴムを始め，垂直ゴム，斜めゴム，三角ゴム，四角ゴム，交叉ゴムなど顎間ゴムには，その掛け方によって各種の名称がつけられています．垂直ゴム以外は，それが掛けられた歯やアーチワイヤーに，斜め上方や斜め下方への矯

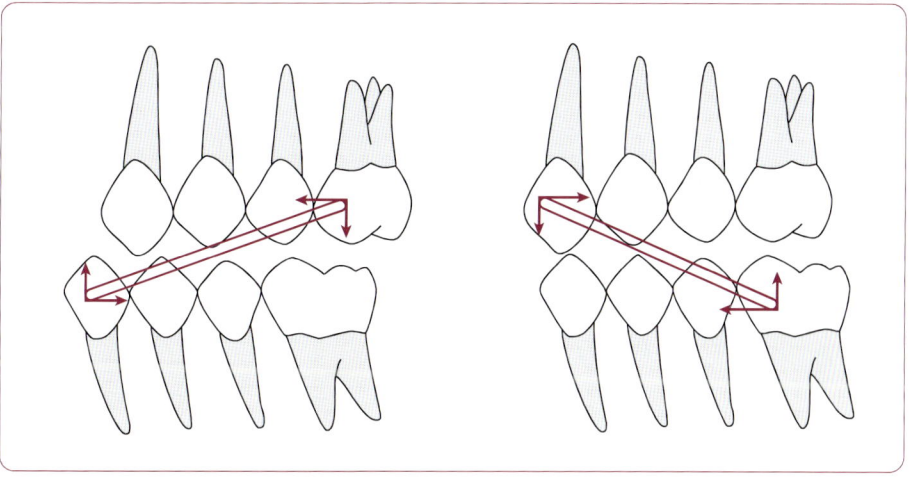

18. ついうっかりと忘れるな，知らずにいるとミスするよ！

図 18-9　Ⅱ級およびⅢ級ゴムの功罪
　これらのゴムは，Ⅱ級またはⅢ級の関係にある歯列や，切歯群の後退を修正するうえで，かなりの効果を発揮します．しかし，赤矢印のように上下（挺出）方向への荷重も歯にかかるため，歯が傾斜しつつ挺出して，上下顎の緊密な咬合を離開させるおそれがありますので，ゴムの使用時には十分な注意を払ってください．

正力も負荷されます．そのうえ，下顎を開閉するたびに荷重の方向が軌跡的に変化します．したがって，多くの場合，顎間ゴムは歯に"ゆさ振り"力を加えることになりますので，好ましい矯正力とはいいかねます．しかし，現実には治療上で期待する効果が挙げられますのでよく利用されます．

（1）　顎間ゴム（とくにⅡ級，Ⅲ級）を使用するうえでもっとも注意すべき点は，ゴムの作用力が最初に加わる歯の望ましくない挺出です．しかもこの挺出には望まない傾斜まで伴うことが多く，そのために，他の歯全体に咬合離開をきたすことさえあります（**図 18-9**）．これを防ぐ手段としては，当該歯の加強固定をより強化するか，望ましくない移動を起こした歯をできるだけ早い機会に矯正するしかありません．

（2）　垂直方向成分の強い顎間ゴムは，治療の最終段階で，小臼歯・大臼歯のわずかな咬み合いの不十分に対してしばしば用いられます（p.86 の**図 1** 参照）．ゴムの掛け方によっては，同時に，ごく微小のⅡ級やⅢ級の修正も可能です．

（3）　斜めゴムは主として，上下顎歯列の正中を合わせる目的で 1〜3 箇所に使用します（p.86 の**図 1** 参照）．

注：顎間ゴムの矯正力は，どの状態のときのものを測定するのかの定説はありませんが，一般に咬頭嵌合位から安静位の間で測定されています．

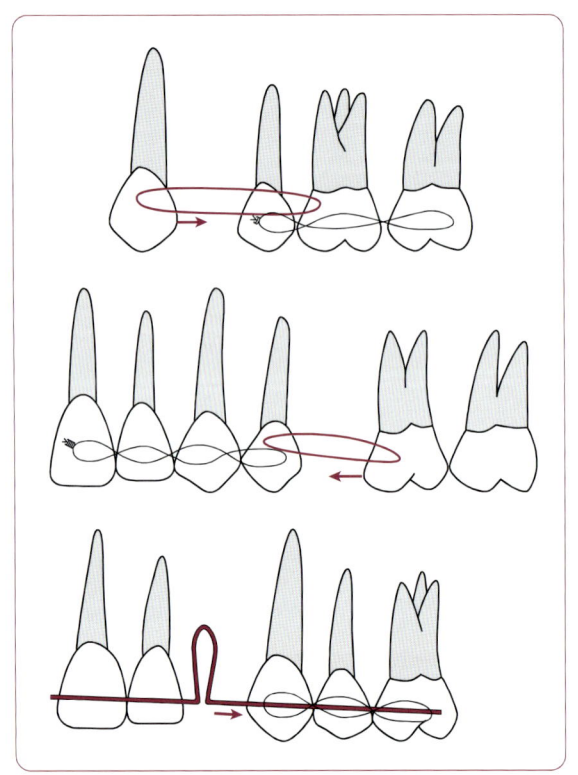

図 18-10 移動したい歯と移動したくない歯との相互牽引時の注意

被移動歯（赤矢印の方向に移動）と固定歯群との相互間に弾力体（ゴムなど）をかける場合は，必ず固定歯群に連続結紮（図中の黒の細線）を行ってください．それでも固定の強さが不足すると思われる場合は，ほかにも加強固定を求めてください．

F 固定歯とする歯群の結紮

　ある歯群を固定に選んだ場合には，必ず，一歯ずつを連結して一塊となるように，各歯のブラケットをしっかりと結紮線でくくりつけてください．これを忘れると固定が弱くなり，また固定歯間に空隙が生じます（図18-10）．

G 犬歯の遠心移動後の結紮

　犬歯を所定の位置まで移動し整直し終わると，ただちに犬歯のブラケットと後方歯のすべてのブラケット同士を，結紮線でしっかりと連続的に結び合わさなければなりません．これを怠ると，犬歯は近心へと後戻りします．移動後の犬歯はまだ不安定とはいえ，切歯の後方移動時の固定歯群の一員に参加させられることにもなるため，絶対にこの結紮を忘れてはならないのです．『ウッカリ』は許されません．

18. ついうっかりと忘れるな，知らずにいるとミスするよ！

H 再び犬歯の遠心移動に際して

　小臼歯の抜歯症例で，犬歯を 3 mm 以上遠心に移動したい場合には，必ず舌側にホールディングアーチかパラタルバーの加強固定（図 13-3 参照）を忘れないでください．犬歯が所定の位置まで移動し，後方歯群と連続結紮を行うまでは，この加強固定を取り外さないことが肝要です．

I 歯列を排列するための基準

　治療の最初に歯列をどの位置に排列するのかを決めなければなりません．これには下顎の中切歯の位置決めが最優先となります．たとえば，オーバージェットが 8 mm でオーバーバイトが 4 mm の出っ歯さんで，上顎中切歯切縁を 7 mm 後退させると，口許がよくなると判断された場合，下顎切歯の切縁は 2 mm 弱舌側に移動を要することが分かります．この移動を傾斜移動とするのか，歯体移動とするのかは，植立方向のあり方に応じて決めなければなりません．また，オーバーバイトを 2 mm 小さくする必要があり，これを上顎切歯と下顎切歯のいずれ，あるいは両方の圧下で行うのか，臼歯の挙上に求めるのか（図 18-11）も症例に応じて決めなければなりません．

　いずれにしてもこの時に決定した下顎中切歯の移動予定位置を基準として，上下顎歯列の整列・咬合に向けて治療を進めていきます．

　もし，下顎中切歯が求められた位置に移動することが不可（下顎切歯が安定して植立しうる範囲外；図 18-12））となれば，安定範囲の最大限の位置や方向に目標を設定し直し，これに応じて上顎切歯の移動予想位置を決定しなければなりません．

J こんなとき切歯は唇側にあおられる

　アーチワイヤーに切歯を圧下するための屈曲が組み込まれたり，切歯部にリンガル・ルート・トルク（lingal root torque；根尖を舌側へ移動）が掛けられて装着されると，切歯の歯冠は唇側へのあおり力を受けます（図 18-13）．これをできるだけ防ぐためには，アーチワイヤーが大臼歯のチューブから前方に抜け出さないように，タイバックループとチューブとをしっかりと結紮してください．

K 歯列から外れた歯は？

　頰（唇）舌的に歯列からかなり外れたり，低位である歯はよく見かけます．この場

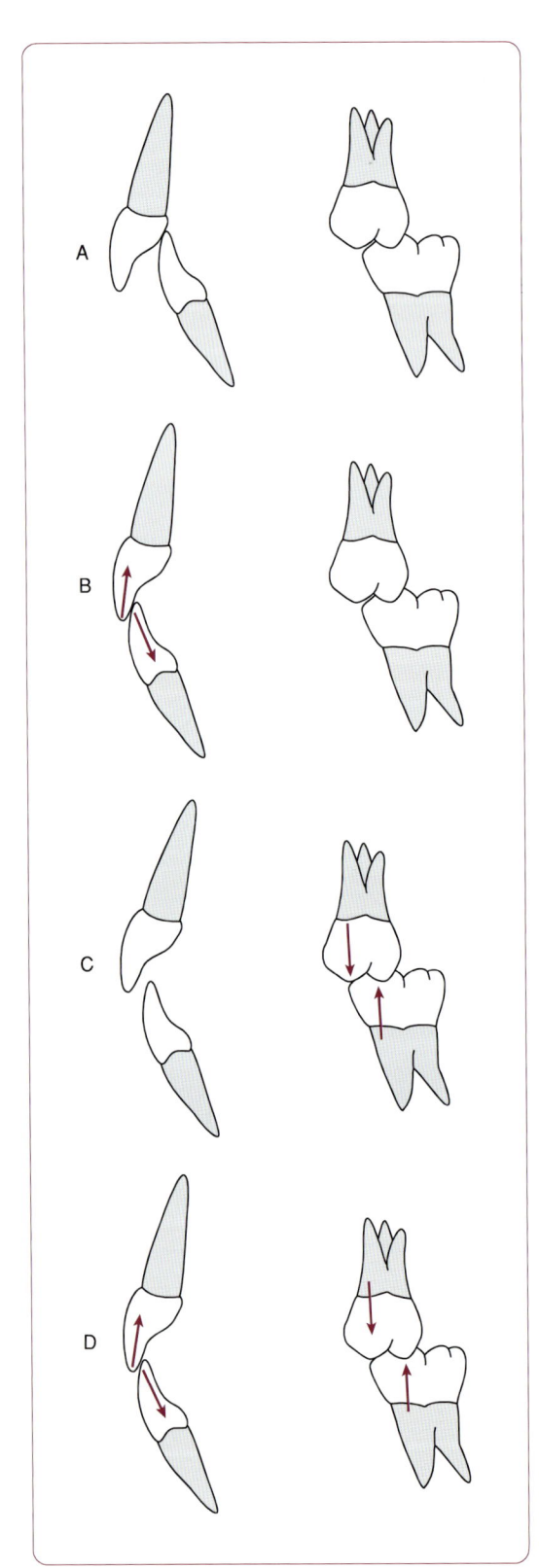

図 18-11 咬合挙上の種類

Aのような過蓋咬合に対する咬合の挙上には，Bの切歯群を圧下する，Cの臼歯群を挺出させる，Dの圧下と挺出との両方があります．咬筋力の強い人で下顎下縁線が閉じている（小さい）人に対しては，Cの方法は有効でないとされ，下顎下縁線の開いている人に対してもCの手法は避けるべきであるとされています．

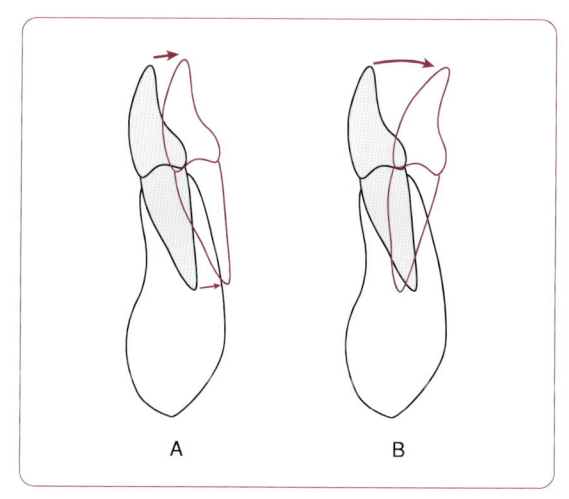

18. ついうっかりと忘れるな，知らずにいるとミスするよ！

図 18-12　下顎切歯の植立の安定性の問題

　切歯群を後退させなければならない治療を行う場合，とくに下顎切歯の移動には注意をはらう必要があります．Aのように歯体移動すれば歯根が歯槽骨からはみ出してしまうとか，Bのように傾斜移動をしても歯根がはみ出してしまうおそれが強ければ，移動の範囲（量）はかなり制限されます．いわゆる出っ歯の症例でも，受け口の症例でも下顎切歯がどれだけ舌側に移動できるかによって，どのように矯正すべきかが決まります．

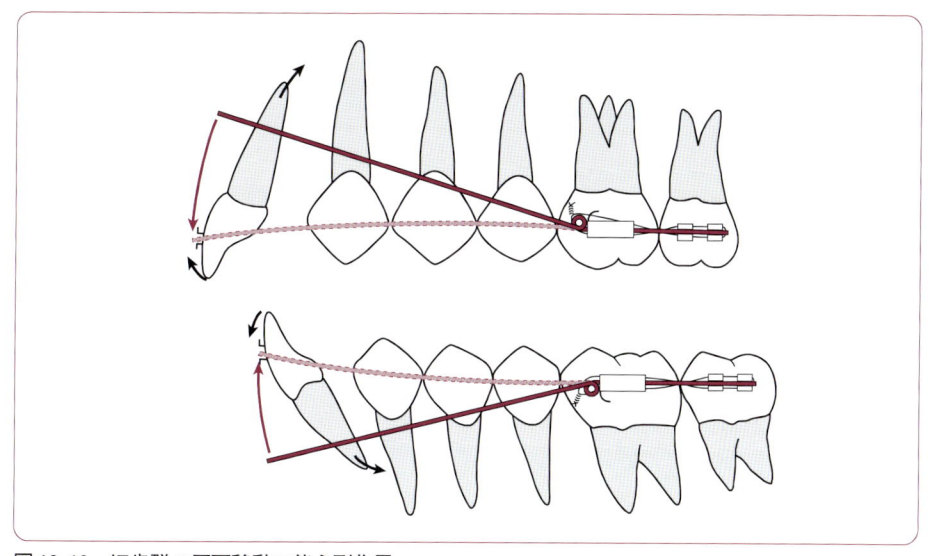

図 18-13　切歯群の圧下移動に伴う副作用

　この図は上下顎の切歯群を圧下する一方法を示しています．アーチワイヤーに濃い赤線のように，大臼歯チューブの直前でティップバックベンドを曲げ込み（30〜40度），薄い赤線のように切歯群に装着します．このとき，切歯に黒矢印の方向の矯正力が加わり，圧下と同時に歯冠が唇側にあおられます．このあおりを抑えるためにタイバックループと大臼歯群とを結紮（黒の細線）します．

合，正しい部位にブラケットを接着できないか，接着場所の不十分なことも多く，アーチワイヤーを直接結紮することは到底望めません．このような歯に対しては，接着しやすい部に適当に，フックとなるようなもの（たとえば，リンガルボタン）を接着し，結紮線でアーチワイヤーがいく分たわむ程度にフックとワイヤー間を結んでください（**図 18-14**）．この歯が隣接の歯にきわめて接近するまで，この結び直しを繰り返して，その後に正規の場所にブラケットを接着して，アーチワイヤーを直接，結紮すればよいのです．

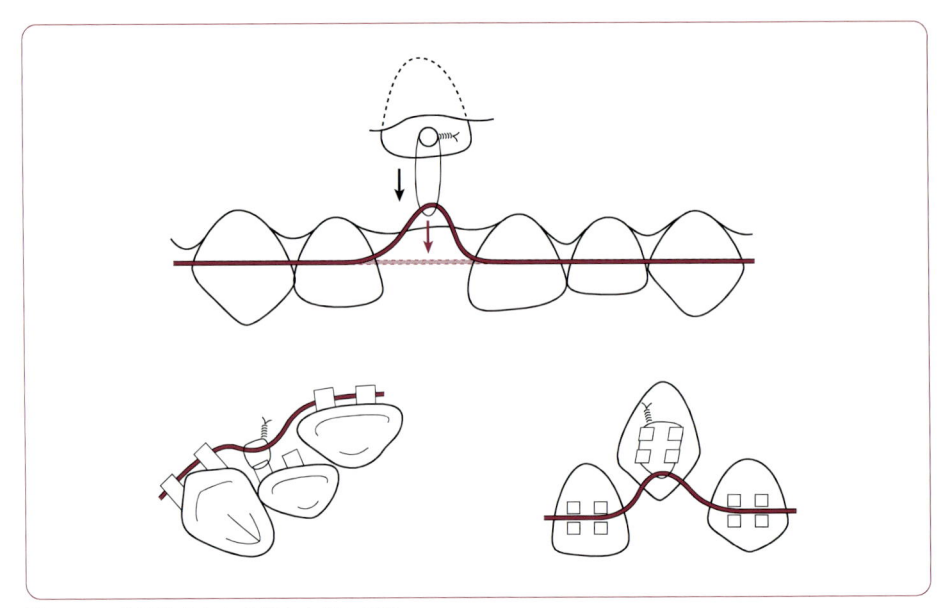

図18-14　歯列からかなり外れた歯の移動
　ブラケットに直接アーチワイヤーを挿入結紮するのが不適当と考えられる歯に対しては，図のように，結紮線（黒の細線）を介してブラケット（下図）やボタン（上図）とアーチワイヤーとを結びつけて，適切な荷重をかけて歯を移動してください．

L　ブラケットの接着位置について

　これも矯正歯科治療における泣きどころの一つです．ストレート・アーチワイヤー法では，臨床歯冠の上下的中央で，ブラケットの縦の溝が歯冠長軸と一致するように接着するのが原則とされています．しかし，臨床歯冠は歯肉に異常状態があれば変化しますし，萌出の完全，不完全によっても異ります．
　一方，歯冠頂や切縁からそれぞれ何mmの高さとの取り決めをしたスタンダード・エッジワイズ法での接着法は，古くから広く採用されていますが，これにも，咬耗した歯についてどうするのかの精細な決め手はありません．
　上記のいずれの場合でも，ブラケットの接着位置（とくに上下的）については十分に萌出した歯で決定し，問題のある歯については，他の正常歯を参考にしながら決定する以外にはありません．
　いま一つ，小臼歯・大臼歯では歯冠の近・遠心的最大膨隆部を連ねる線に沿って接着し，犬歯では遠心隅角の高さでスロットが咬合平面に並行に，側切歯では遠心接触点の高さより0.5mm，上顎中切歯では遠心接触点の高さより1mmそれぞれ歯頸側寄りの高さで，スロットを切縁に並行に接着するのもよいと思います．ただし，下顎中切歯は下顎側切歯と同じ高さに接着します．

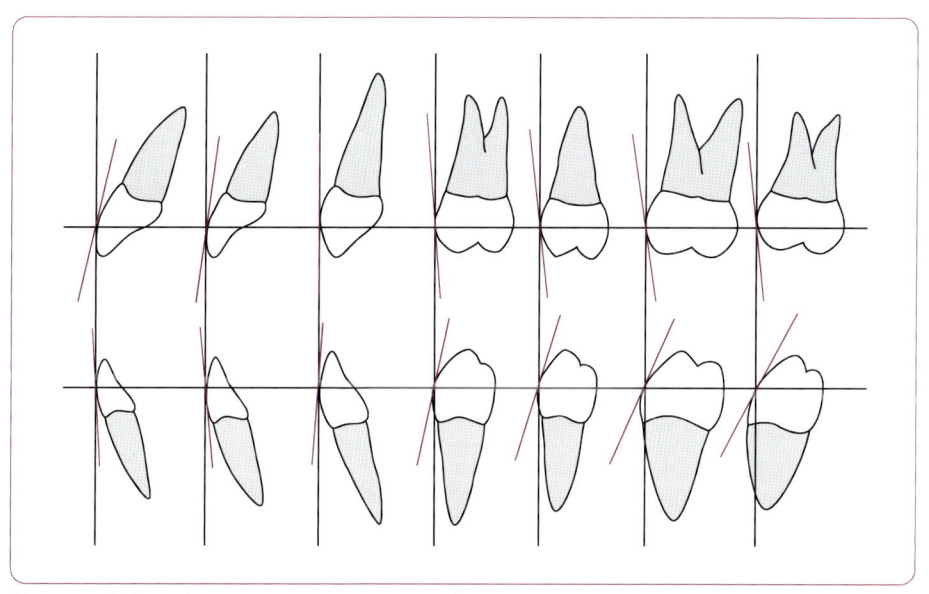

18. ついうっかりと忘れるな，知らずにいるとミスするよ！

図 18-15　各歯のブラケット・スロットのトルク角
　近－遠心的断面で，ブラケットの中心が接着される歯の唇面中央点での接線（図中の赤線）と，咬合平面に対する垂線（図中黒の縦線）とには，歯ごとにある角度（小さいほうの角度）がみられます．スロットのトルク角はこの角度の大きさで表されています．

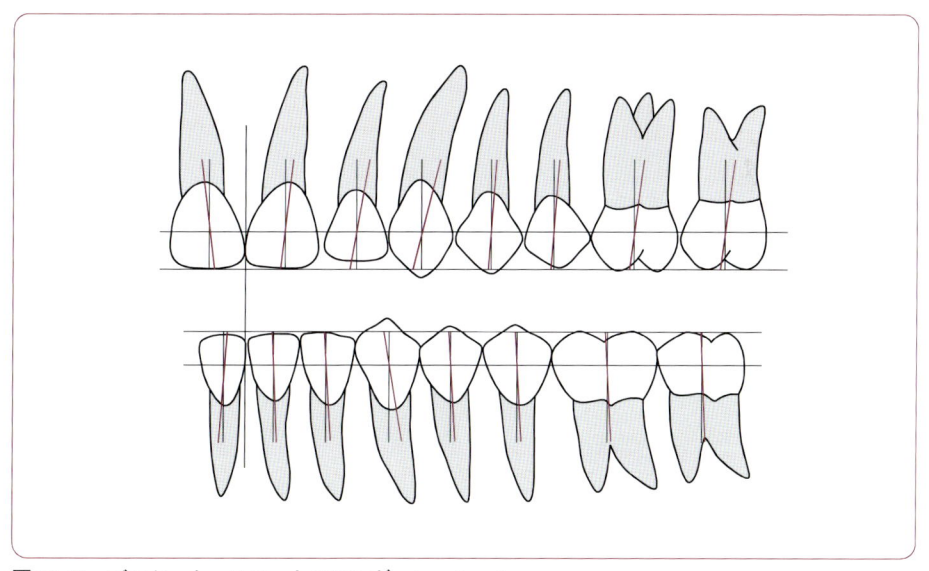

図 18-16　ブラケット・スロットのアンギュレーション
　唇（頬）面観で，各歯の歯冠歯軸（図中の赤線）は咬合平面の垂線（図中の黒縦線）に対して，それぞれの角度をもっています．スロットのアンギュレーション角は，この角度で表されています．

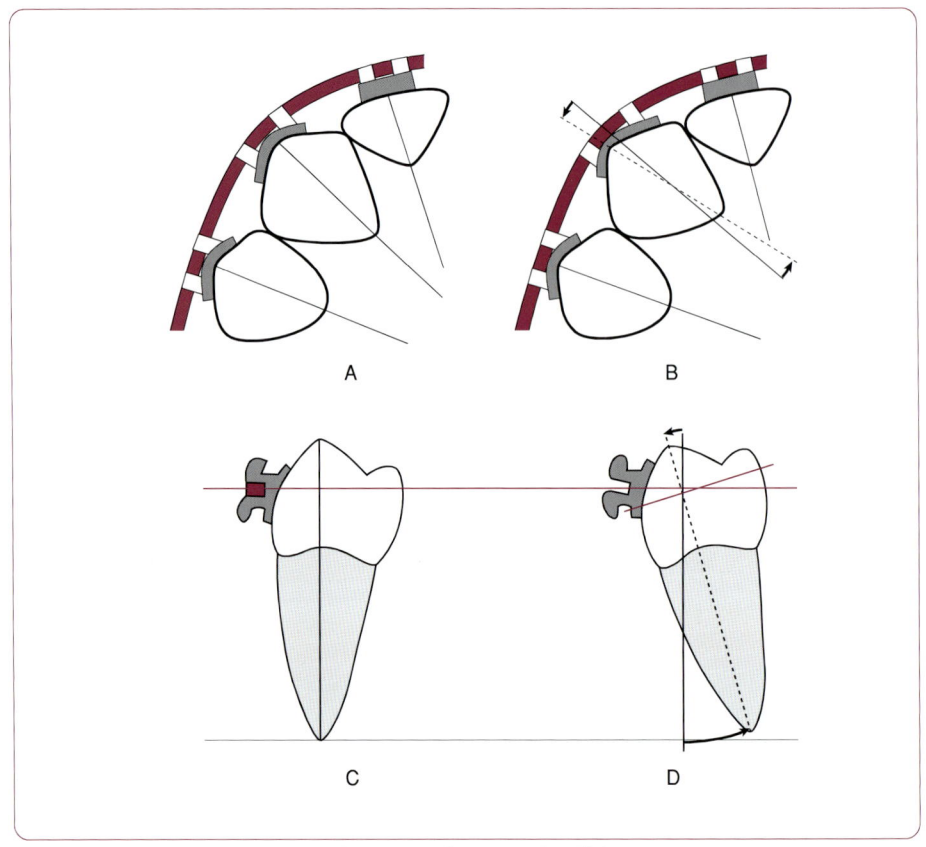

図18-17 ブラケット接着位置の近遠心的および上下的不良の弊害

　Aは近遠心的に正しい接着位置を，Bは近心に片寄って接着された場合を示しています．アーチワイヤーに結紮するとBでは，歯に矢印方向の回転力がかかってしまいます．

　Cは上下的に正しい接着位置を，Dは咬合面寄りに接着された場合を示しています．アーチワイヤーに結紮されるとDでは，歯に矢印方向の移動力がかかってしまいます．

注：ストレート・アーチワイヤー法でのブラケットあるいはチューブが接着される部位の歯面の接線は，咬合平面に対して直角ではなく，歯ごとにそれぞれの角度をもっていますが，この角度がスロットに与えられているトルク角となります（図18-15）．また，各歯の歯軸は唇（頰）面からみて，咬合平面に対してそれぞれの角度をもっています．この角度がブラケットのスロットに与えられているアンギュレーション角となります（図18-16）．
　もし治療の途中でブラケットの上下的，近遠心的位置や方向の不良な歯（図18-17）に気づきしだい，めんどくさがらずに修正して再接着してください．そうでないと，あとあとの治療の困難を招きます．

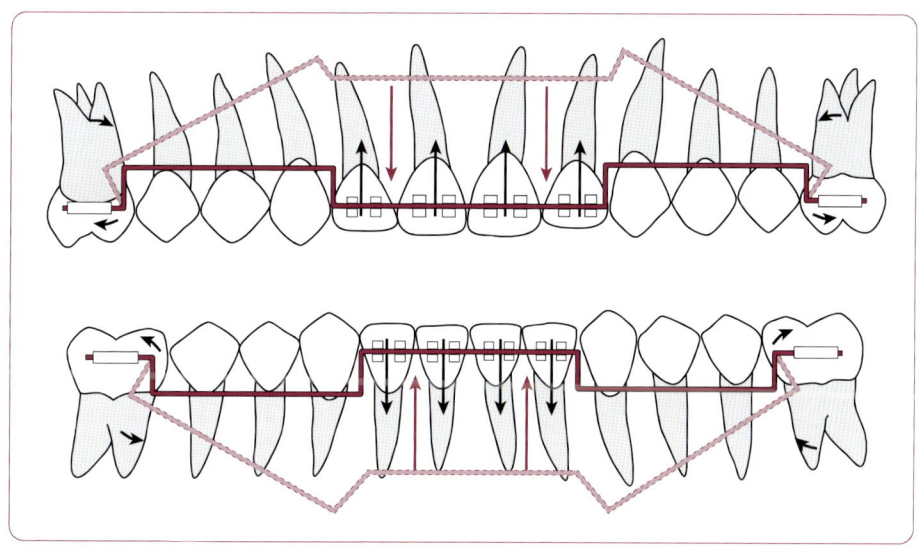

図 18-18 切歯の圧下のためのユーティリティ・アーチ
　Rickets は，切歯を圧下するためにユーティリティ・アーチと名づけるアーチフォームを考案しています．それは，0.016×0.016 インチの角ワイヤーを用い，図のように，側切歯のブラケットのすぐ後ろと，大臼歯チューブの直前で歯肉側に下がる（歯肉下縁付近まで）アーチワイヤーの設計からなっています．このワイヤーを装着する前に，チューブ直前の屈曲に 30 度のティップバックベンド（図の薄い赤線）をつけてからチューブに挿入し，切歯群と結紮して装着します．これによって，歯には黒矢印のような矯正力がかかります．同時に切歯が唇側にあおられるような荷重もかかります．

M　切歯群を圧下する

　歯の圧下は通常の矯正力の 1/5 程度で行わないと危険です．切歯群をまとめて圧下するには，よく Rickets のユーティリティ・アーチを用います（**図 18-18**）．これには 0.016×0.016 インチの硬線のアーチを，第一大臼歯と切歯群との間に掛け，犬歯と小臼歯ではブラケットを通さずに歯頸部を通過させ，ワイヤーをセットするときに第一大臼歯チューブの近心で，約 30 度のティップ・バックを曲げ込んで装着します．この方法は切歯の圧下には効果的ですが（ただし，前方にも倒れる），反作用で第一大臼歯が遠心に倒れ込みますので，犬歯，小臼歯，第二大臼歯などを加強固定に利用する工夫が必要です．

N　再びⅡ級およびⅢ級（顎間）ゴムについての心得

　(1) これらのゴムは，それらが掛けられた歯やワイヤーのそれぞれに，前方または後方方向への矯正力を効果的に負荷します．しかし，顎を閉じていてもゴムの走行方向は咬合平面を斜めによぎっており，顎を開けると直角に近くなります．ということ

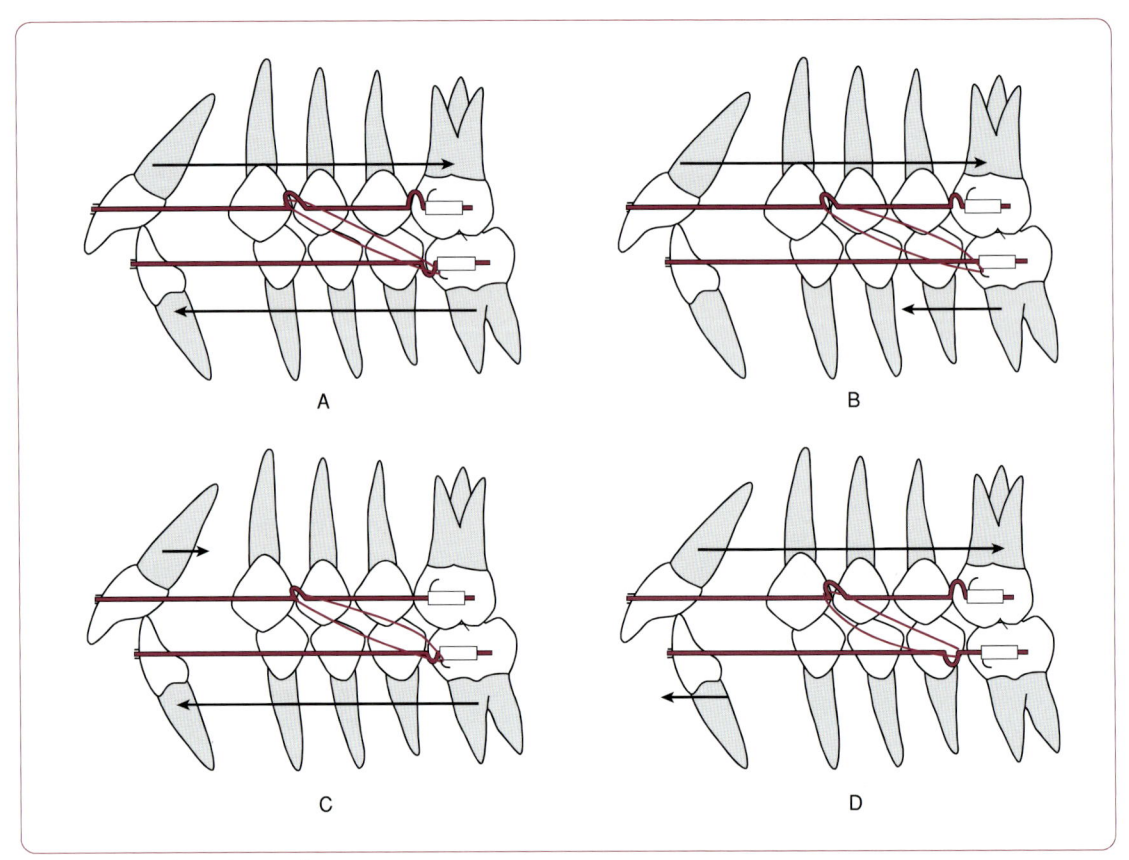

図 18-19　Ⅱ級ゴムの異なった作用
　Aは上下顎ともに大臼歯チューブに接触させて，ワイヤーにストップループが曲げ込まれ，Bは上顎のみにストップループが組み込まれています．Cは下顎のみにストップループが曲げ込まれ，Dは上顎にストップループが，下顎にゴムをかけるためのフックが組み込まれています．D以外はⅡ級ゴムのかけ方はまったく同じです．これら4種のⅡ級牽引でおもな矯正力の作用が，図中の矢印のように異なることを心得ておいてください（顎間ゴムは赤の細線で示しました）．

は，ゴムが掛かっている歯やワイヤーにかなりの挺出力が働くので，予想外の事態〔大臼歯近心咬頭の挺出や前歯の挺出（図18-9参照）〕が起こることに注意をしてください．
　(2)　Ⅱ級またはⅢ級ゴムを用いるに当たっては，ワイヤーにストップ・ループを組み込んでいるかいないか，あるいはゴムをどのフックに掛けるかによって，矯正力が主にどの歯に負荷されるかが変わります．間違いのないよう目的に適った設計をしてください（図18-19, 18-20）．

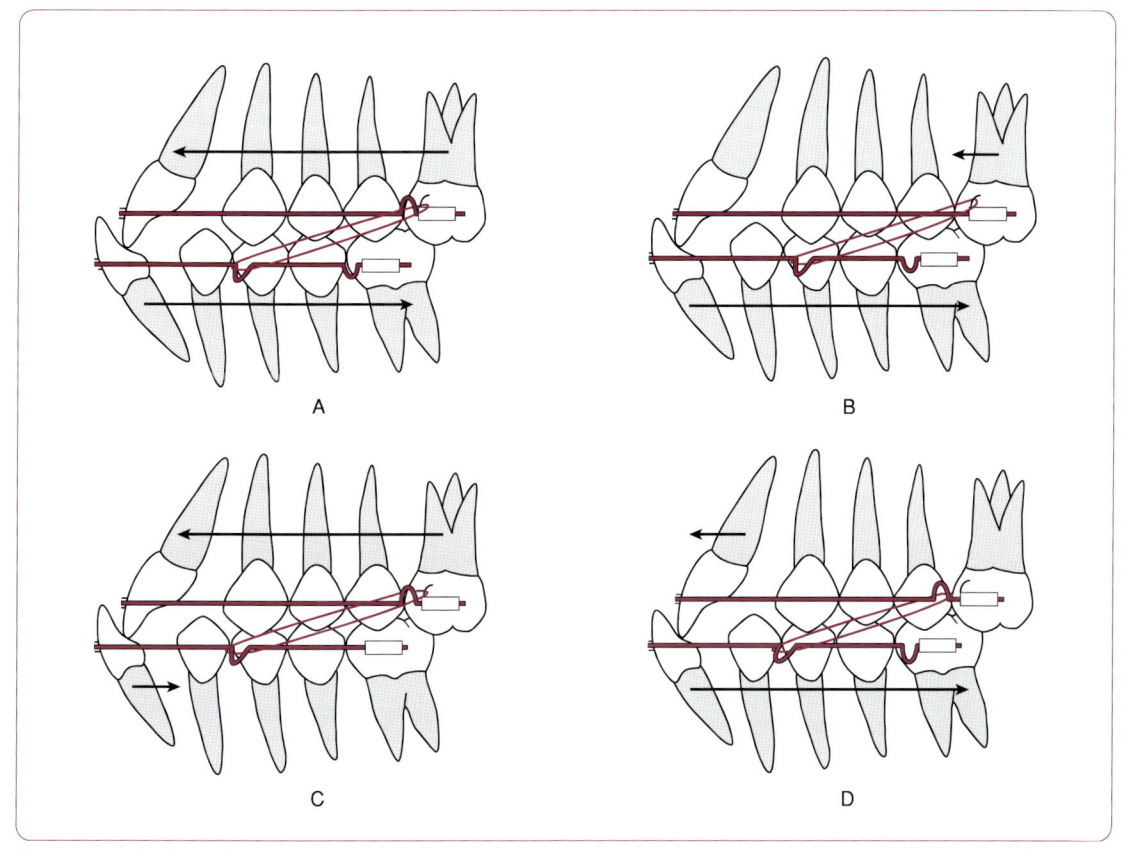

18. ついうっかりと忘れるな，知らずにいるとミスするよ！

図18-20 Ⅲ級ゴムの異なった作用
　Aは上下顎ともにストップループが，Bは下顎のみにストップループが曲げ込まれています．Cは上顎のみに，Dは下顎のみにそれぞれストップループが組み込まれています．D以外はⅢ級ゴムのかけ方はまったく同じです．これら4種のⅢ級牽引でおもな矯正力の作用が，図中の黒矢印のように異ることを間違えないでください（顎間ゴムは赤の細線で示しました）．

ⓞ　トルク付ブラケット・スロットの錯覚

　ブラケットが接着される部位の歯の上下的接線は，近遠心方向からみて，咬合平面の垂線に対して，各歯ごとにそれぞれの角度をもっています．トルク付スロットはこの接線に対して角度を持たせ（トルク角をつける），角型のスロット長径ができるだけ咬合平面に平行になるように設計されています．

　ストレート・アーチワイヤー法では，臨床歯冠のほぼ中央に，ブラケットの中心を合わせて接着しますので，上下顎とも，トルク角は切歯で2～10度のプラスの値，犬歯では0～8度のマイナス値，小臼歯では6～25度のマイナス値，大臼歯では7～37度のマイナス値をもって付けられ，臼歯部は下顎が上顎の2～5倍の角度になっています．

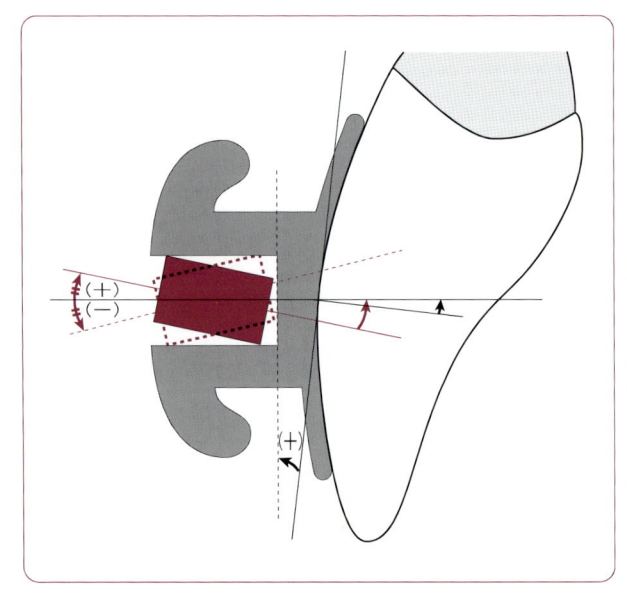

図18-21 スロットとワイヤー間の「遊び」
　丸ワイヤーではトルクが効かないので,「遊び」の有無は関係ありません.本来,角ワイヤーはトルクをきかせるのが最大の目的ですので,「遊び」の多い少ないは治療上大いに問題となります.もちろん,角ワイヤーの径がスロットの径に近づくほど,「遊び」は少なくなってより効率的なトルク力を歯に伝達できます.図のように「遊び」はスロット(黒色)とワイヤー(赤色)との間のすき間のことで,これには＋側と－側とがあります.したがって,「遊び」のことを十分に理解してトルクを考えてください.

　そこで問題は,角スロットにプレーンな角ワイヤーを嵌めさえすれば,歯は正しい歯根の植立方向を獲得すると錯覚することです.
　角型のスロットでも,嵌めこむ角ワイヤーのサイズがスロットのサイズより小さければ,ワイヤーはスロットの中ですき間分だけカタカタと遊びます.この遊びの範囲内で角ワイヤーがよじれていても,歯には全くトルクはかかりません.つまりスロット内でのワイヤーのよじれが遊びの範囲以上になったときに,初めてトルク力が歯に伝達されるのです.積極的に歯にトルク力を加えたいと思うときには,0.018×0.025インチのスロットの場合,0.017×0.022インチ以上の径のワイヤーでなければ,ほとんど効果は得られないと考えてください(**図18-21**).

> 注:0.018×0.025インチのスロットに対する「遊びの量」は,大ざっぱにみて次のとおりです.
> ◇ 0.016×0.016インチワイヤー………±15〜16度
> ◇ 0.016×0.022インチワイヤー………±9〜10度
> ◇ 0.017×0.022インチワイヤー………±5〜6度
> ◇ 0.018×0.022インチワイヤー………±2〜3度
> ◇ 0.018×0.025インチワイヤー………±1〜2度

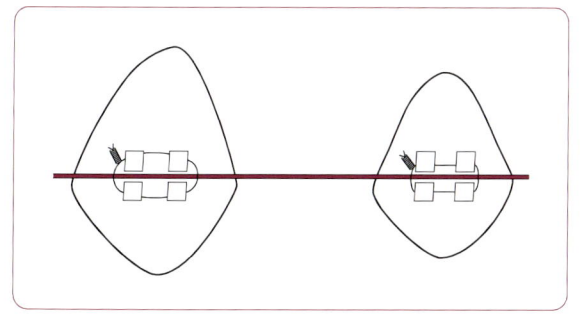

18. ついうっかりと忘れるな，知らずにいるとミスするよ！

図18-22　ワイヤーのブラケットへの結紮強さ
通常，ワイヤーはブラケットにしっかりと強く結紮（右図）しなければなりませんが，ワイヤーに沿って歯を滑走移動させたい場合には，その歯についてのみワイヤーが外れださない程度のやや緩やかな結紮（左図）をしてください．

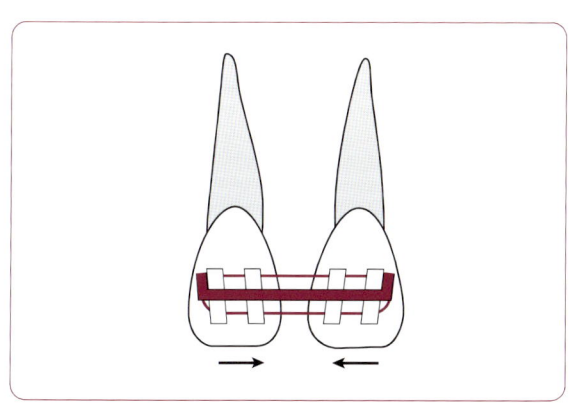

図18-23　正中離開への対処
側切歯がかなり萌出してきているのに，両側の中切歯間に離開がみられる場合，両歯にブラケットを接着し，0.016×0.022インチの角ワイヤーの硬線を図の赤線のように装着してから，70〜80ｇ程度のゴム（赤の細線で示す）をかけるのが最良の方法です．

P　アーチワイヤー結紮強さの注意

　多くの場合，アーチワイヤーは，結紮線でブラケットスロット中にしっかりと強く締めつけて閉じ込めます．一方，ある歯をワイヤーに沿って滑走移動させたいときには，その歯についてのみワイヤーをゆるく結紮してください．また，スロットに完全に嵌め込むとワイヤーから受ける矯正力が強すぎる場合にも，ゆるやかに結紮してください（図18-22）．

Q　正中離開の簡便な対処

　ひと昔前まで，正中離開に対し，輪ゴムを直接，歯にかけて問題を起こしたケースがありました．エッジワイズ・ブラケットと角ワイヤーを利用すれば，問題なく容易に治療ができます．ゴムの矯正力は70〜80ｇ以上はかけないでください（図18-23）．

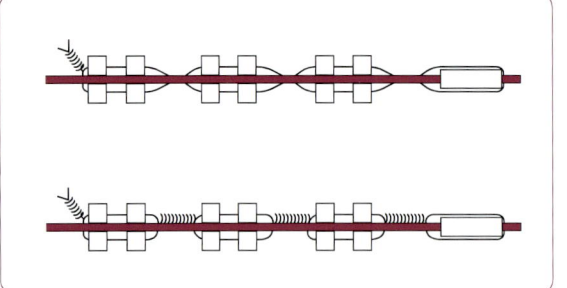

図 18-24　2 通りの連続結紮
　連続結紮は「8 の字」結紮ともいわれ，歯と歯とをゆわえて固定歯の数の増加によって加強しようとする一手法です．また，移動した歯のあと戻り防止にこの結紮を利用することもあります．上図は，あたかも 8 の字を連続的に描くように 4 歯間を結紮線（黒の細線）で結んでいます．下図は，8 の字の線が交差する歯と歯との間の結紮線にらせん状のよじりを入れて（黒の細線）連続的に各歯を結び合っています．これらの結紮では前者よりも後者のほうが，より強固で信頼性があるとされています．

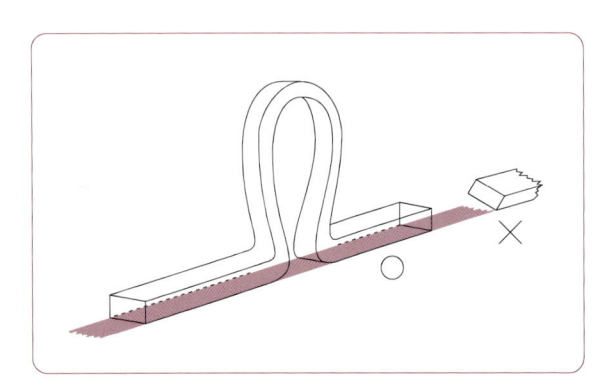

図 18-25　角のアーチワイヤー屈曲時の注意
　たとえば，図のようにアーチワイヤーに曲げをいれる場合，原則として，屈曲部の前方および後方の角ワイヤー間によじれがあってはいけません．もしよじれがあると，歯にトルク力がかかります．赤色はワイヤー底面の同一平面性を示しています．

R　二通りの連続結紮

　これはよく 8 の字結紮ともいわれますが，図 18-24 に見られるように，二通りの方法があります．どちらかといえば，隣り同士のブラケットの間で，コイル状に巻いてしっかり締め付ける形式のほうが，より確実な固定が得られます．

S　角アーチワイヤーの"よじれ"に注意

　角ワイヤーのアーチにループやフックを曲げ込むときには，曲げ込まれた部より近心側と遠心側のワイヤーが，互いによじれ合うことがないように注意をして屈曲してください（図 18-25）．原則として角型アーチワイヤーの底面（長径面）は，常に同一平面上になければなりません．ただし，意図的にトルクをかけたりティップ・バックやカーブを与えたりする場合は別です．

T　アーチワイヤーによる側方拡大の副作用

　図 18-26 のように，臼歯群の側方拡大をしようとして，犬歯の遠心部（赤丸）から

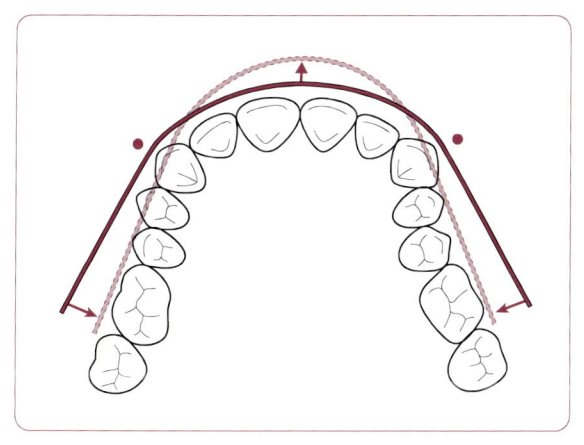

18. ついうっかりと忘れるな，知らずにいるとミスするよ！

図 18-26 歯列の側方拡大をアーチワイヤーで行う場合の注意
　図の濃い赤線のように，犬歯部（赤丸印）でワイヤーの後方を広げたものを縮小して（薄い赤線）装着すると，ワイヤーは切歯部分で前方に飛び出し，犬歯と小臼歯部で狭窄した形になります．この弊害を避けるためには，アーチワイヤーの正中部を中心に切歯のカーブを緩めて拡大するのが正しい方法です．

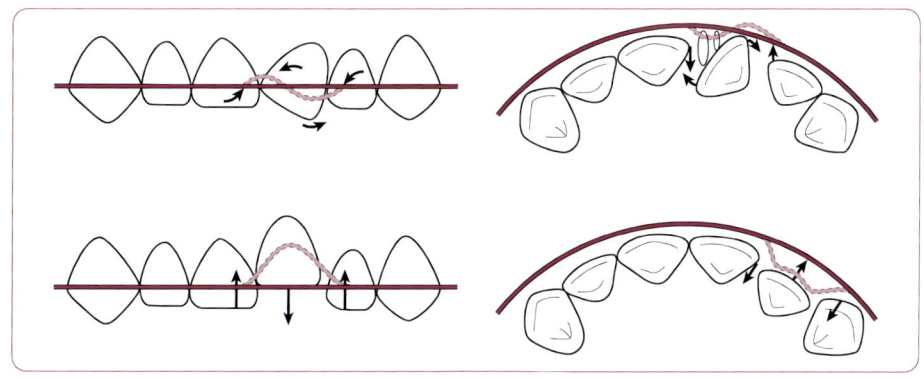

図 18-27 プレーンアーチとブラケットとの結紮によって生じる矯正力の方向
　図は，位置異常歯のブラケットにプレーンなアーチワイヤーを結紮した場合，各歯にかかる矯正力の方向（黒矢印）を示しています．ここでは位置異常歯以外の歯にも必ず矯正力が加わることを，常に頭にいれて治療にあたってください．

　後方に向けて拡大させたワイヤー（赤実線）を，臼歯に装着できる位置まで押し縮める（赤点線）と，ワイヤーは，切歯部分で前方に飛び出し，犬歯部付近で舌側に押しつけられた形状になります．すなわち，この種の拡大法では，切歯が前にあおられ，犬歯間幅径が縮小されるような矯正力も働くことを念頭にいれておいてください．

U　アーチワイヤーから得られる矯正力の副作用

　ある歯を，アーチワイヤーの弾力を利用してある方向に移動しようとすると，その歯の近心および遠心でワイヤーを結紮された歯に，必ず逆方向の，好ましくない不当矯正力がかかります（**図 18-27**）ので，患者さんの来院ごとに注意して観察してください．

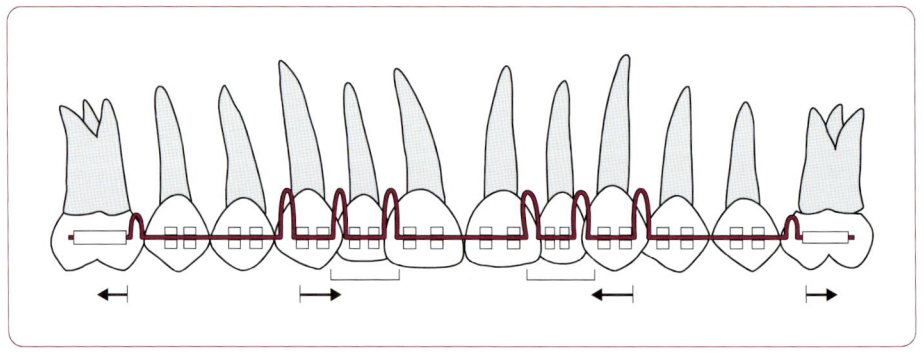

図 18-28　歯列の前方拡大
　反対咬合の場合に，よく，歯列弓の前後的な拡大を行いたい症例に遭遇します．この図では，前歯部の軽度の叢生の改善を含めて，歯列弓を前後的に拡大する一方法を示しています．アーチワイヤー（赤色）に合計 6 カ所の垂直ループと左右大臼歯チューブ前のストップループを図のように曲げ込み，装着直前にこれらの垂直ループをそれぞれ 2～3 mm 拡大したアーチワイヤーをブラケットに結紮します．

V　アーチワイヤーによる前後拡大

　反対咬合の症例で，よく前歯の前方拡大をしたいことがあります．もしアーチワイヤー自体でこれをしたい場合は，大臼歯チューブに接触するループストップと，切歯または犬歯のブラケットの遠心に接触する垂直ループを曲げ込んだアーチワイヤーを作製し，装着直前にループの脚部を 3～4 mmm 拡大してからブラケットに結紮します．前歯部全体に軽度の叢生がある例では，垂直ループの数を増やします（図 18-28）．

W　心得のアラカルト

1　臼歯のバンド合着用セメントについて
　長期間のバンド装着によって，歯の表面に白斑（脱灰）やカリエスが発生します．これをできるだけ防ぐ意図から，セメントには，フッ素徐放性グラスアイオノマー・セメントを使用してください．

2　ボンディング剤について
　ブラケットなどの歯への接着には，市販の矯正用ボンディング剤を使用してください．いろいろな方式のものがありますが，使い慣れた方式の接着剤を選んでください．

3　歯の清掃指導の強化について
　口腔内に矯正装置を装着すると，当然のことながら，歯の刷掃が一段と行いにくくなり，プラークが貯留しやすく，カリエスや歯肉炎を誘起します．患者さんには，このことを十分に理解させて，刷掃指導を的確に行うとともに，口腔の衛生管理をより着実にする義務があります．

19 矯正治療例を観察しよう

A　上顎前突の治験例（図19-1～8）

患　者：13歳6カ月の男子，口許の突出を主訴として来院．

所　見：上下顎とも前歯から小臼歯にかけて中等度の叢生がみられ，上顎中切歯は大きく唇側に傾斜し，下顎切歯もやや唇側に傾斜している．中切歯のオーバージェットは6 mm，オーバーバイトは4 mm，右側の上下顎大臼歯関係は1/2咬頭弱のⅡ級，同側の上下顎犬歯関係もⅡ級の状態にある（**図19-2**）．なお，口許にはかなりの突出感が認められる（**図19-1 A**）．

診　断：上下顎歯列に歯幅過大による叢生を伴うAngle Ⅱ級1類（片側性）の上顎前突と診断．

治療方針：上下顎両側第一小臼歯を抜去し，上下顎前歯の後退（上顎切歯6 mm，下顎切歯2 mm）をはかるとともにすべての歯の整列を行う．

治療方法：マルチブラケット法を適用．

治療経過：図19-3～19-8を参照．

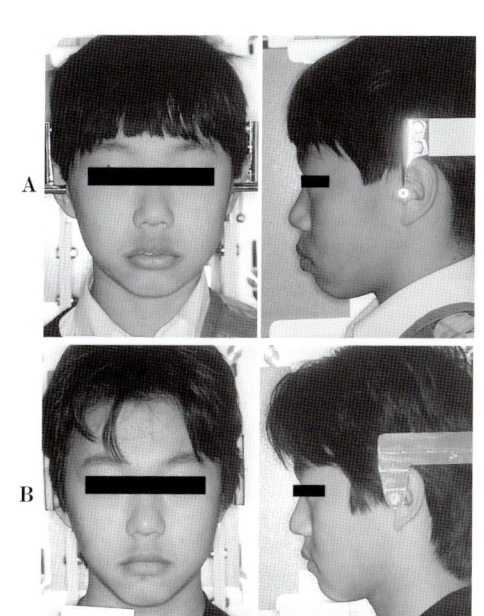

図19-1　治療前（A）および動的治療終了後（B）の顔面規格写真
術後，口許突出感は改善されている．

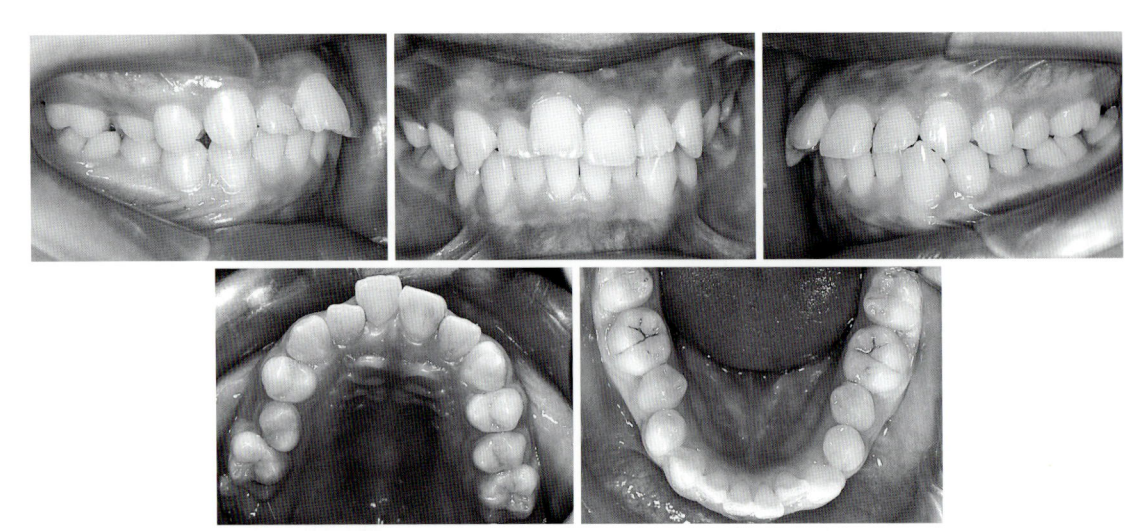

図 19-2　治療前の歯列と咬合の状態

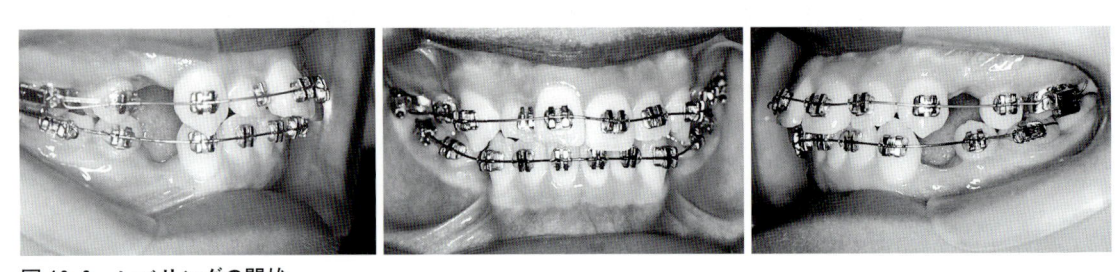

図 19-3　レベリングの開始
　上下顎とも 0.016 インチ Ni-Ti 合金の軟線丸ワイヤーを装着.

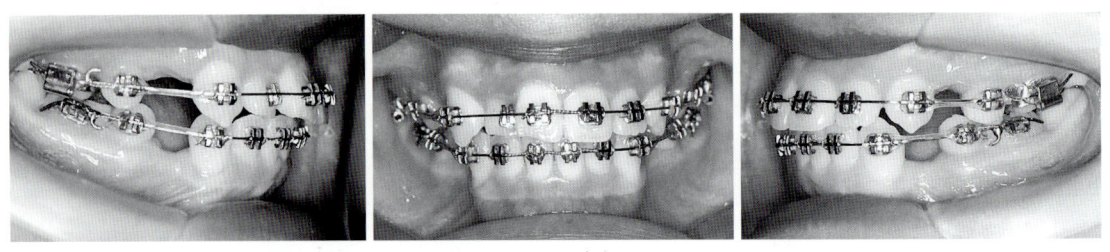

図 19-4　犬歯の遠心移動開始（図 19-3 の時点から 58 日後）
　上下顎とも 0.016×0.022 インチの硬線角ワイヤーを装着し，チェーンタイプのゴムで犬歯を遠心に牽引.

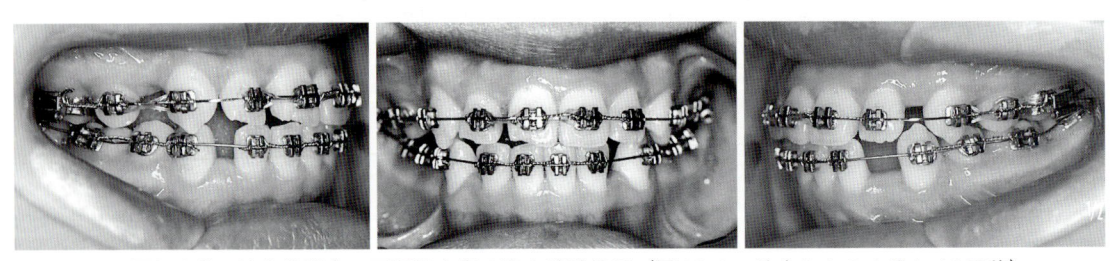

図 19-5　上顎は犬歯の遠心移動中，下顎は犬歯の遠心移動終了（図 19-4 の時点から 5 カ月と 10 日後）
　上下顎の 4 切歯はそれぞれ連続結紮し，下顎の両側犬歯と臼歯群も連続結紮，ワイヤーは下顎のみ 0.016 インチの丸硬線に代え，第二大臼歯に接着したチューブに挿入して同歯の整列をはかる.

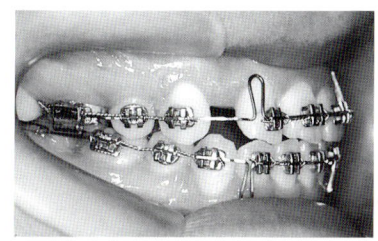

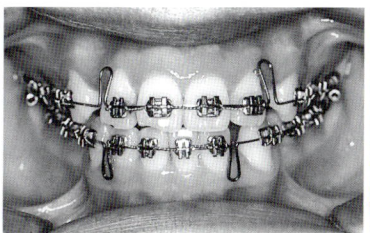

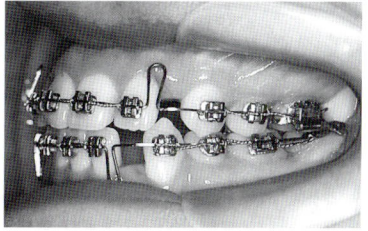

図 19-6　上下顎切歯群の舌側移動中（図 19-5 の時点から 7 カ月と 20 日後）
　上下顎とも 0.016×0.022 インチの硬線角ワイヤーにリトラクションループ（クロージングループともいう）を曲げ込んで装着し，シンチバックをして活性化している．

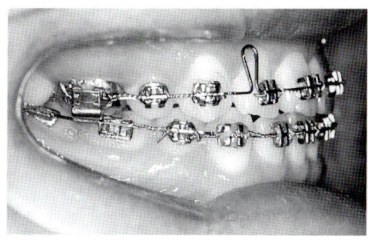

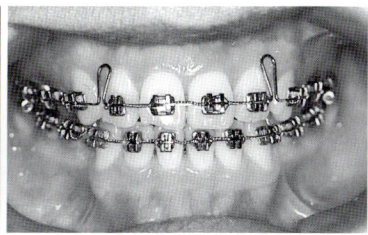

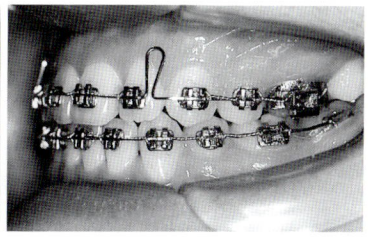

図 19-7　上下顎とも最終仕上げ終了直前（図 19-6 の時点から 1 年後）
　上顎は切歯群の舌側移動後の排列状態がきわめてよかったので，リトラクションアーチにわずかな曲げをいれてそのまま利用し，下顎には 0.017×0.022 インチの硬線角ワイヤーでアイディアルアーチフォームを形成して装着している．

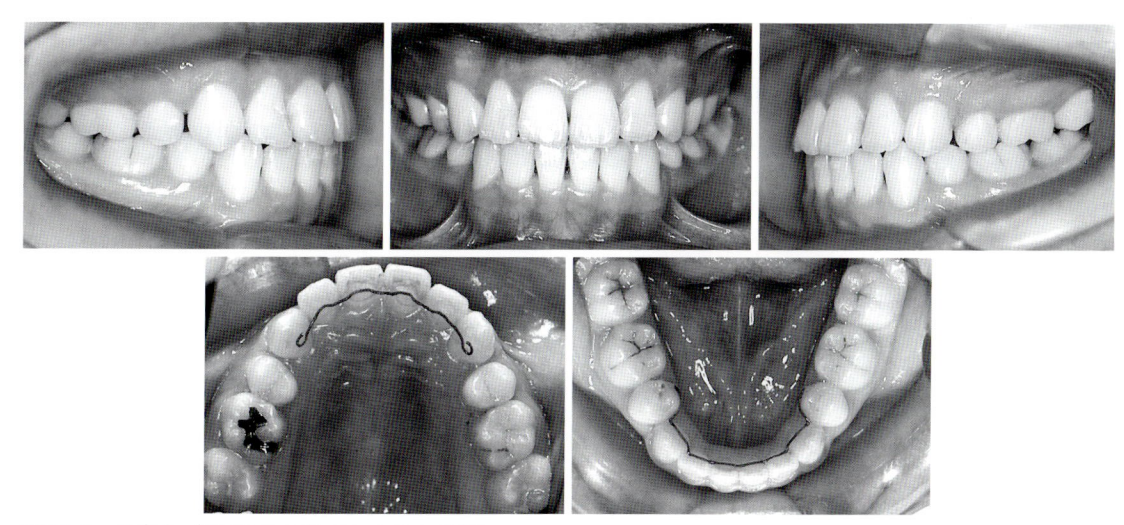

図 19-8　保定中（図 19-7 の時点から 2 カ月後）
　上顎には両側の犬歯間に，下顎には両側の小臼歯間に 0.0175 インチの coaxial wire（数本の細いワイヤーをより合わせたもの）を接着している．なお，側貌の口許はかなり改善されている（図 19-1 参照）．

B 下顎前突の治験例（図19-9〜19-15）

患　者：12歳1カ月の女子，前歯の反対被蓋と受け口を主訴として来院.

所　見：上顎歯列の第一大臼歯は両側ともかなり近心に転位し，左側に約5mm，右側に約6mmのスペース不足がみられる．そのため，上下顎の大臼歯関係はほとんどⅠ級に近いⅢ級傾向を示しているが，上下顎犬歯は明らかにⅢ級関係にある．上下顎の切歯のオーバージェットは-1mm，オーバーバイトは1mmの逆被蓋で，側方歯群の嵌合は不十分の状態にある（図19-10）．側貌は顔面中央部に陥凹感がみられ，口許はいわゆる受け口様の感がある（図19-9 A）．なお，上顎切歯はやや舌側傾斜している．

診　断：上顎大臼歯の近心転位と上顎歯列のスペース不足を伴うAngleⅢ級の下顎前突（反対咬合）.

治療方針：上下顎両側第一小臼歯を抜去し，下顎前歯を後退（約4mm）させることにより逆被蓋を改善するとともに，すべての歯の整列と咬合を達成する.

治療方法：マルチブラケット法を適用.

治療経過：図19-11〜19-15参照.

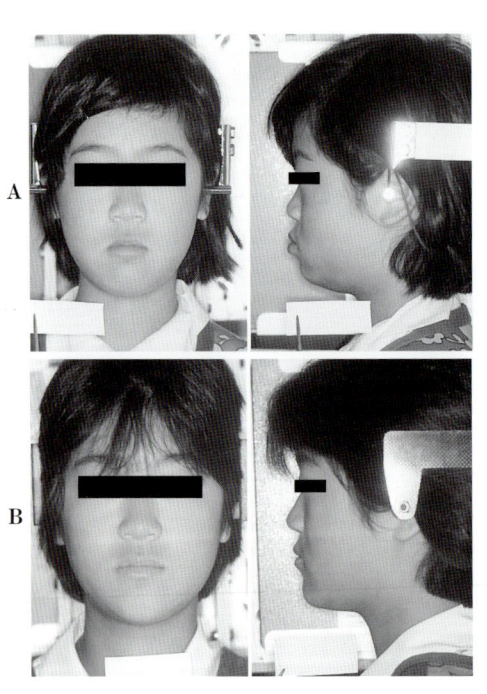

図19-9　治療前（A）および保定終了時（B）の顔面規格写真
　　　　術後の口許は改善されている．

19. 矯正治療例を観察しよう

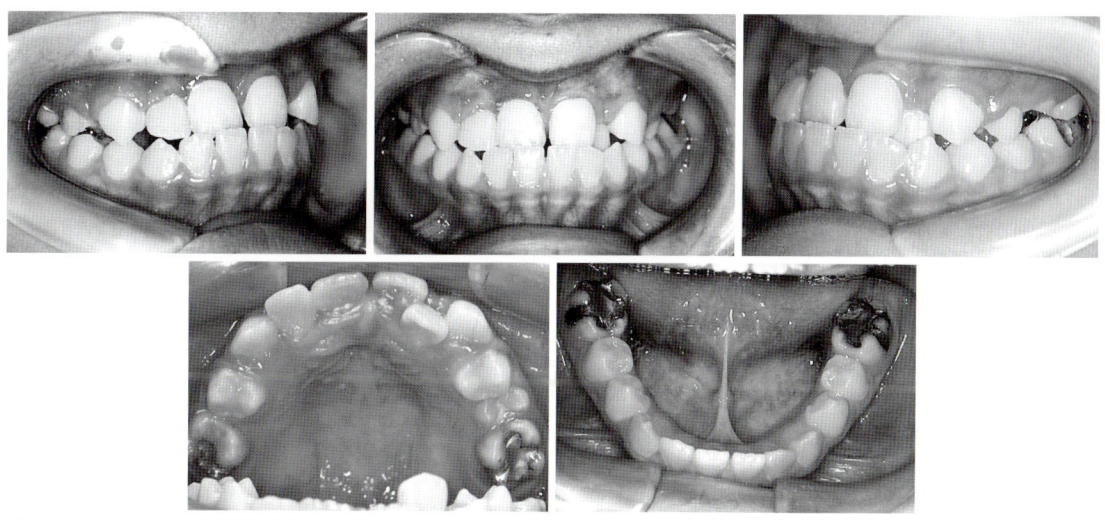

図 19-10　治療前の歯列と咬合の状態

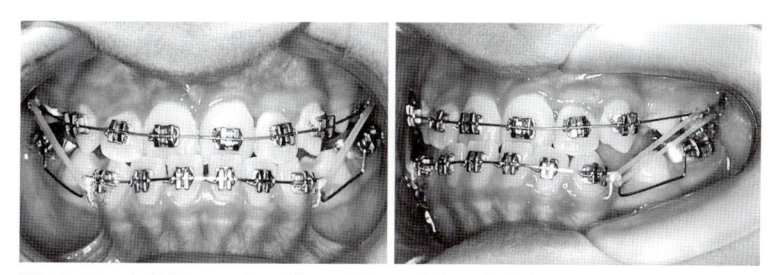

図 19-11　上顎はレベリング，下顎は 6 前歯の後方牽引の開始
　まず下顎のみ第一小臼歯を抜去し，上顎のレベリングには 0.016 Ni-Ti 合金の丸ワイヤーを使用．下顎前歯の牽引には 0.016×0.016 インチの硬線角ワイヤーのユーティリティー・アーチにフックを鑞接したものを装着し，Ⅲ級顎間ゴムを適用した．なお，上顎には加強固定として舌側弧線を装着した．ユーティリティーを用いたのは，オーバーバイトがきわめて浅い本症例で，後方牽引による開咬の発生を防ぐためである．

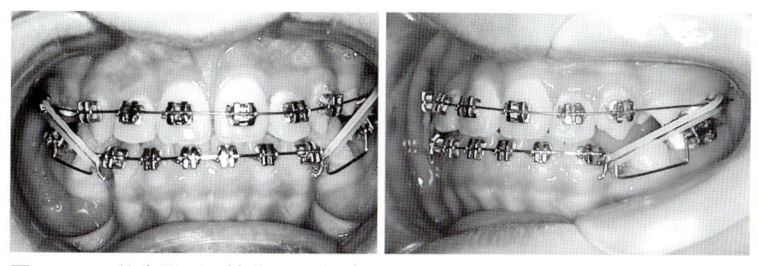

図 19-12　前歯群が正被蓋に改善（図 19-11 の時点から 1 カ月後）
　この写真から 2 カ月後に上顎第一小臼歯を抜去した．

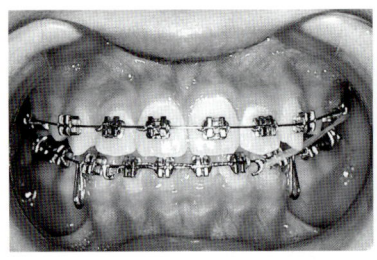

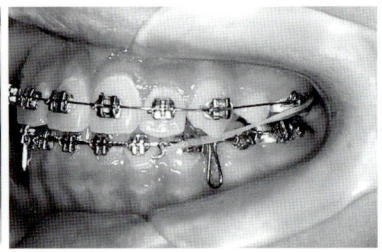

図 19-13　上顎はレベリングの継続，下顎は前歯の後方牽引と左方への移動中（図 19-12 の時点から 9 カ月と 20 日後）

　上顎のレベリングはすでに 0.016 インチの硬線丸ワイヤーに変えられている．下顎の前歯後方牽引とスペースの閉鎖にはリトラクションループを曲げ込んだ 0.016×0.022 インチの硬線角ワイヤーを装着（シンチバック）．下顎切歯群は連続結紮し，右側のループが右側犬歯のブラケット遠心端に接触する位置に設計して，左側のゴムにより正中が上顎と一致するように前歯の左方移動をはかっている．

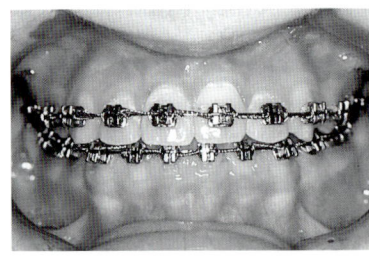

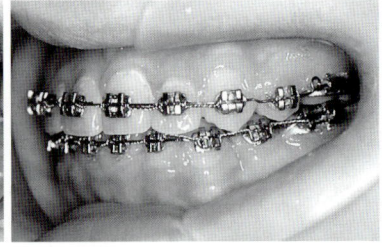

図 19-14　上下顎とも最終仕上げ中（図 19-13 の時点から 1 年と 4 日後）

　上下顎ともに 0.017×0.022 インチの硬線角ワイヤーのアイディアルアーチを装着．上顎左側第二小臼歯の萌出不十分を補正するためにワイヤーにステップダウンを曲げ込んでいる．

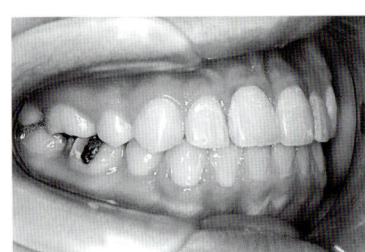

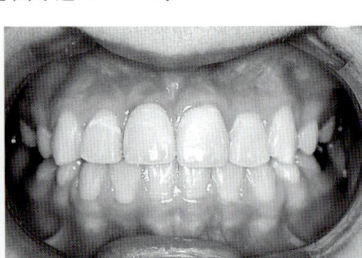

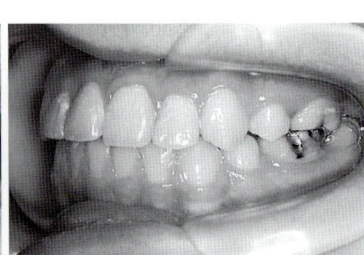

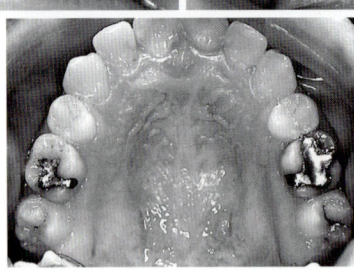

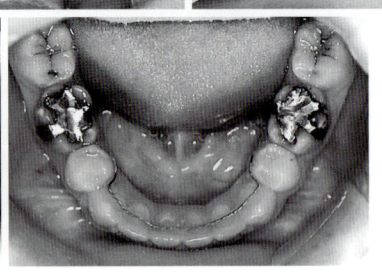

図 19-15　保定中（図 19-14 の時点から 1 年後）

　下顎の両側第二小臼歯間にいわゆるワイヤー・ボンディング保定中の状態．
　なお，保定終了時の顔面写真を図 19-9 B に示した（図 19-15 の時点から 7 カ月後）．側貌，とくに口許は著しく改善されている．

C 叢生の治験例（図19-16〜19-25）

患　者：14歳6カ月の女子，乱杭歯，とくに八重歯を主訴として来院．

所　見：上顎歯列の小臼歯と前歯に合計8mm強の叢生度（スペース不足）が，下顎歯列に軽度（約3mm）の叢生があり，下前歯は唇側に傾斜している．上下顎の大臼歯関係はⅠ級で，中切歯の被蓋は浅く，オーバージェットは1.5mm，オーバーバイトは1mmで，上顎側切歯は逆被蓋，上顎犬歯は著しく低位にある（図19-17）．側貌ではいくぶんオトガイ部が後退しているように見受けられるが，口許にはそれほどの違和感はみられない（図19-16 A）．

診　断：歯幅の過大による上下顎歯列の叢生と前歯の唇側傾斜．

治療方針：上下顎両側第一小臼歯を抜去し，歯列の叢生状態を解消して良好な咬合を達成する．

治療方法：マルチブラケット法を適用．

治療経過：図19-18〜25参照．

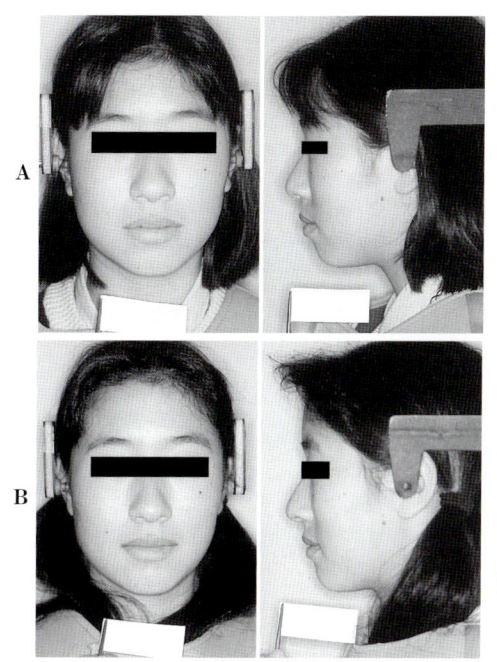

図19-16　治療前（A）および動的治療終了後（B）の顔面規格写真
術後の口許はかなり引きしまっている．

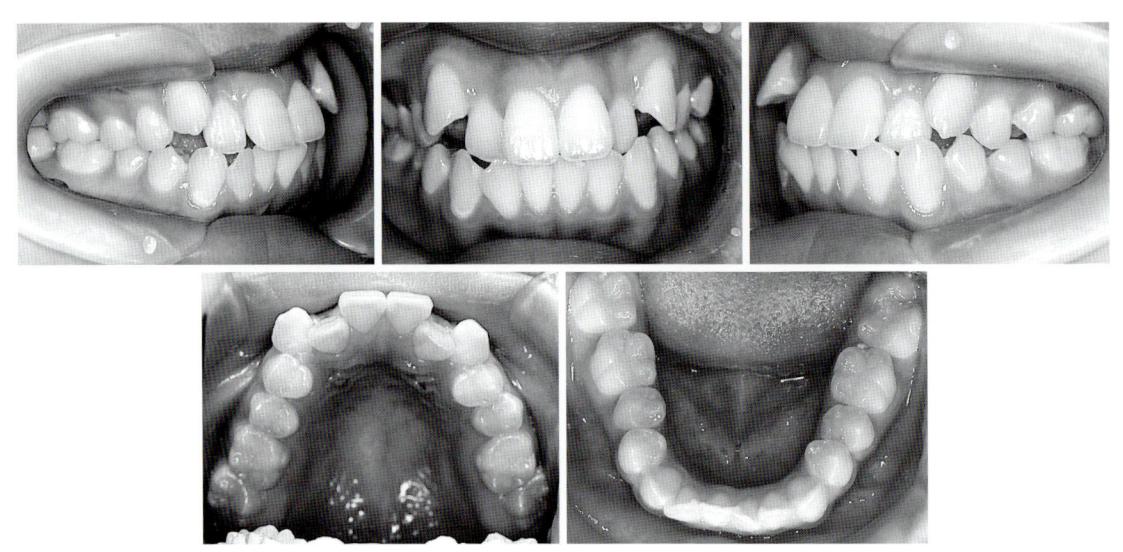

図 19-17　治療前の歯列と咬合の状態

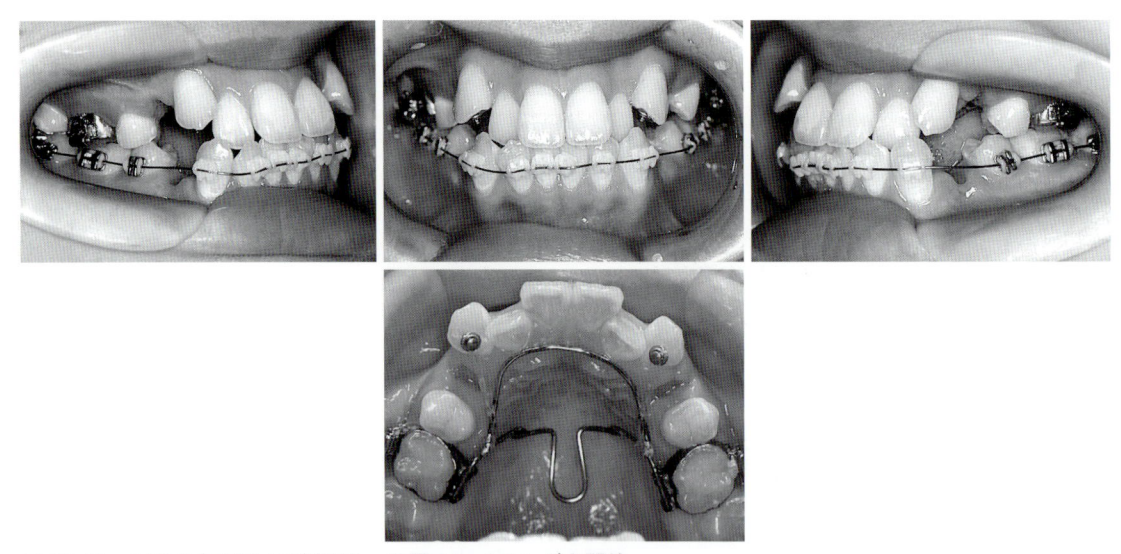

図 19-18　上顎犬歯の遠心舌側移動，下顎のレベリングを開始
　上顎犬歯がかなり低位唇側近心に転位をしているので，まずこれを歯列内に牽引するために舌側弧線（加強固定のパラタルバーと併用）装置を装着し，犬歯舌側に接着したリンガルボタンとの間にチェーンゴムをかけた．下顎にはレベリングのために 0.016 インチの Ni-Ti 合金丸ワイヤーを用いた．

19. 矯正治療例を観察しよう

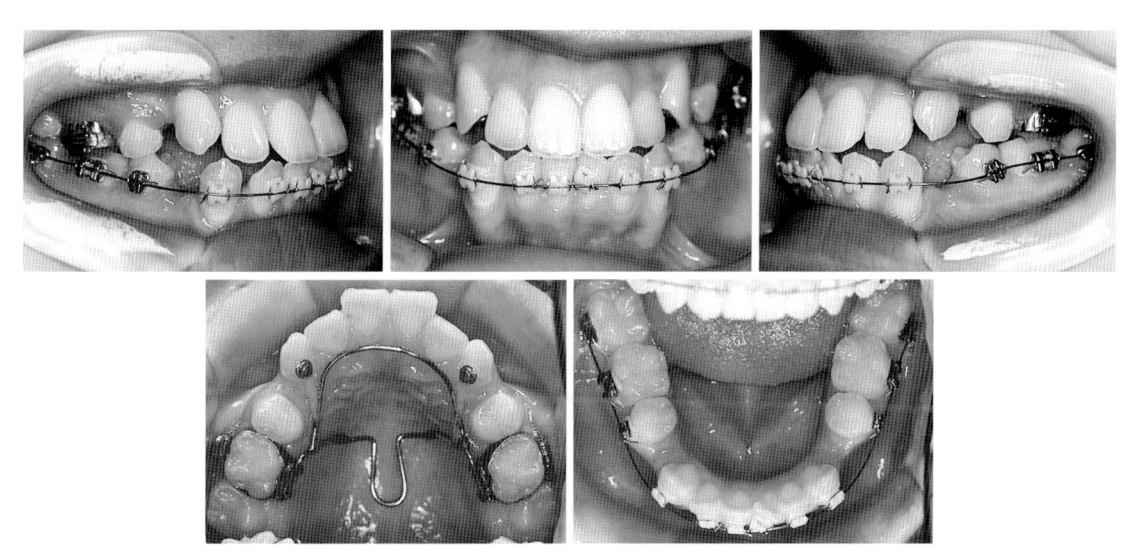

図19-19　上顎犬歯の予定位置までの移動終了，下顎はレベリング継続中（図19-18の時点から32日後）
　上顎犬歯の予定位置までの移動が終了．下顎歯はかなり整列されている．

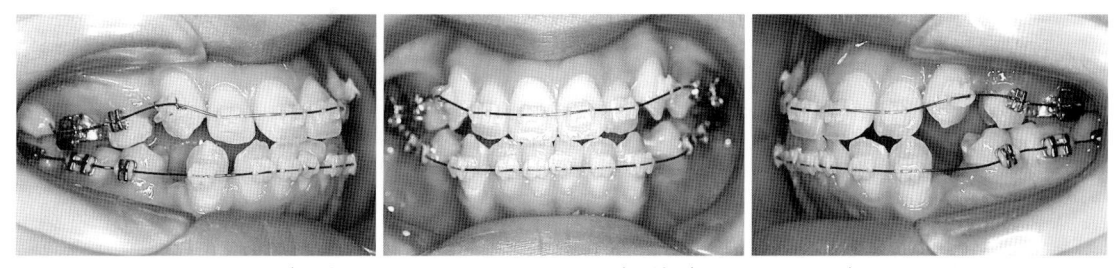

図19-20　上顎のレベリング開始，下顎のさらなるレベリング継続（図19-19と同日）
　上顎は0.016インチのNi-Ti合金丸ワイヤーで，下顎は0.016インチの硬線丸ワイヤーに取り換えてレベリングを開始．

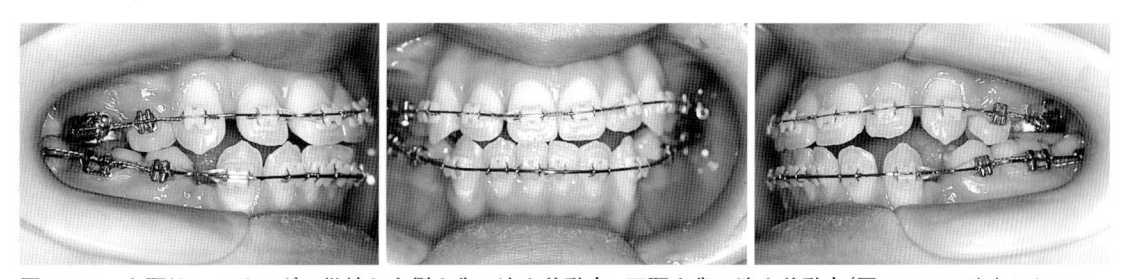

図19-21　上顎はレベリングの継続と左側犬歯の遠心移動中，下顎犬歯の遠心移動中（図19-20の時点から3カ月と2日後）
　上顎のレベリングを0.016インチの硬線丸ワイヤーに変更して継続するとともに左側犬歯をゴムで牽引中．右側犬歯はすでに移動を終え臼歯と連続結紮，下顎は0.016×0.022インチの硬線角ワイヤーに変えて犬歯をチェーンゴムで遠心に移動中．臼歯群はすべて連続結紮をしている．

123

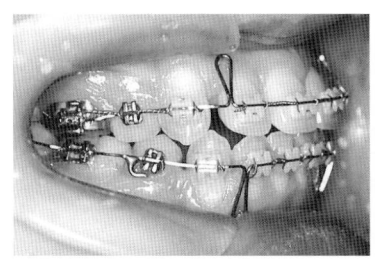

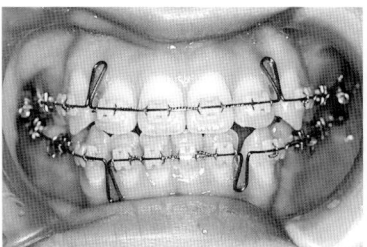

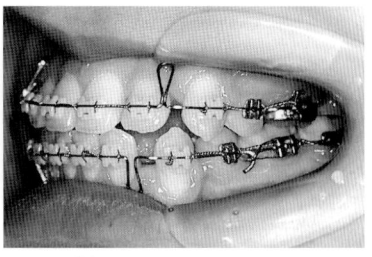

図 19-22　上下顎ともに切歯群の舌側移動中（図 19-21 の時点から 6 カ月と 20 日後）
　上下顎ともに 0.016×0.022 インチの硬線角ワイヤーにリトラクションループを曲げ込んで，切歯群の後退をはかっている（シンチバック）．必要に応じて各部分の連続結紮をしている．

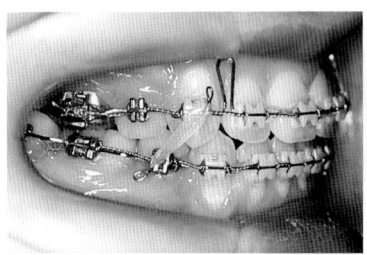

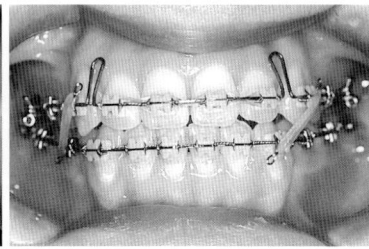

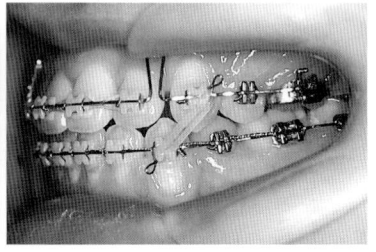

図 19-23　上顎は切歯の舌側移動継続中，下顎は最終的な歯の整列中（図 19-22 の時点から 4 カ月と 18 日後）
　上顎切歯群は引き続き舌側移動中，下顎には 0.016×0.022 インチの硬線角ワイヤーのアイディアルアーチを装着．上下顎の正中のズレを修正するために，右側にⅡ級ゴム，左側にⅢ級ゴムをかけている．

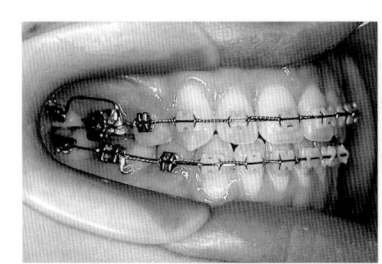

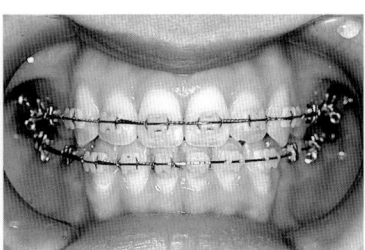

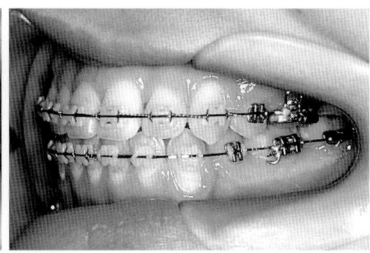

図 19-24　上下顎とも最終的な歯列と咬合の調整中（図 19-23 の時点から 3 週間後）
　上顎には 0.016×0.022 インチ，下顎には 0.017×0.022 インチの硬線角ワイヤーのアイディアルアーチを装着．必要部分には連続結紮をしている．

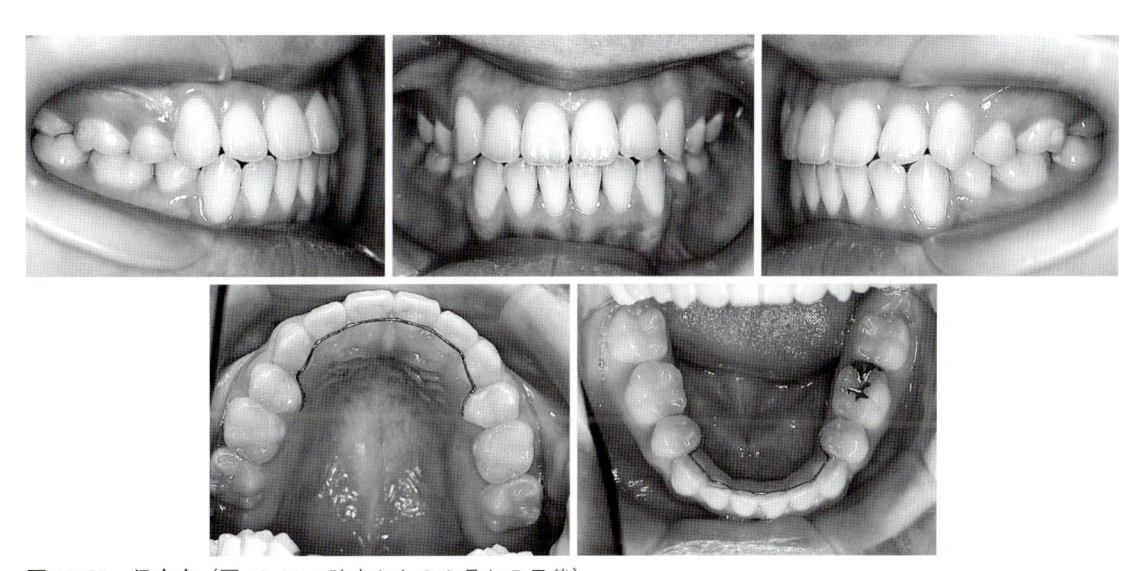

図 19-25 保定中（図 19-24 の時点から 8 カ月と 7 日後）

上下顎ともに第二小臼歯間にワイヤーボンディング保定をしている．

なお，この時点での顔写真を図 19-16 B に示した．側貌でのオトガイ部の後退感もなくなって，良好な口許を示している．

20 矯正治療にはこんな器具を準備しょう

　最後になりましたが，矯正治療に必要な器具について取りあげましょう．一般歯科開業の歯科医院には，技工用のいろいろな器具が用意されていると思いますので，ここではとくに，矯正治療に必要で先生がお持ちでないと思われる，最小限の器具のみを取りあげることにします．

A　バンドの作製，装着および撤去に当たって

　1．**バンド・プッシャー**：バンドを歯に沿って歯間に押し込む器具で，大と小がありますが，小のほうのみで十分です．
　2．**バンド・マージンカンタリング・プライヤー**：バンドの歯頸側周縁を歯面に適合するように賦形するプライヤーです．
　3．**バンド・カンタリング・プライヤー**：バンドの全体を歯冠の形に適合するように形成するプライヤーです．
　4．**割り箸**：非常に原始的なようですが，バンドを歯冠に押し込むときにバンドにあてがって患者に咬ませると，きわめて安全に九分どおりまでバンドが歯間に挿入できます．
　5．**スポットウエルダー**：チューブやブラケットをバンドに溶接するための器械です．
　6．**バンド・リムービング・プライヤー**：バンドを歯から脱け出させるためのプライヤーで，臼歯用と前歯用とがありますが，臼歯用のみでよいでしょう．

B　ブラケットの接着と撤去に当たって

　1．**ブラケット・ポジショニングゲージ**：ブラケットの上下的位置を，歯ごとに決めるための器具です．
　2．**ブラケット・リムービングプライヤー**：接着したブラケットを剥がすために用います．
　3．**ブラケット・ボンディング用ピンセット**：ブラケットを保持して接着するのに用います．

C ワイヤーの屈曲と処理および結紮線の処理に当たって

　1．ライトワイヤー・プライヤー：ワイヤーの屈曲にもっともよく用いられるプライヤーで，幾通りかの大小があります．あまり大きくないもののほうが使いやすく，細いワイヤーのカッターが組み込まれているものもあります．

　2．Tweed のアーチプライヤー：これもワイヤーの屈曲に用いるプライヤーです．とくに角ワイヤーのオフセット，バヨネットベンドおよびトルクを曲げこむのに便利です．

　3．Howe のプライヤー：ワイヤーを保持してチューブに挿入するのに必要なプライヤーで，結紮線をよじってワイヤーをスロットに結紮するときにも必要です．

　4．Weingart のユーティリティー・プライヤー：これも結紮線の処理に便利なプライヤーです．ワイヤーの遠心端を把持してシンチバックするのにもっとも適しています．

　5．ピンカッター：結紮線をカットするためのカッターで，0.014 インチ以上の太いワイヤーを切断すると刃が傷みます．

　6．セーフティーエンドカッター：チューブからはみ出したワイヤーの遠心端をカットするプライヤーで，カットされたワイヤーの断端がプライヤーに挟まれたまま保持されるので安全です．これも 0.025 インチ以上の太いワイヤーには使用できません．

　7．リガッチャーデレクター&タッカー：ワイヤーの結紮後に，カットした結紮線のはみ出している部分を邪魔にならないように曲げ収める器具です．

　8．テンションゲージ：歯に対するワイヤーの矯正力の大きさを測る器具です．

　9．マーカー：アーチワイヤーの正中部，ループの曲げ込み点，フックなどの鑞接点に目印をつけ，間違いのない作業を進めるための印記具です．

　これらのほかにも needle holder，ミニトーチなど有用な器具はありますが，それらのほとんどはお手持ちのどこかに仕舞われているに違いありません．ぜひ，有効にご利用ください．

索 引

■あ

アイディアル・アーチフォーム　74
アップライト・スプリング　65,98
アンカー・ベンド　59
アンギュレーション　51,74
アンギュレーション角　106
アンギュレーション付ブラケット　47
あおり　103
愛情表現　3
遊び　50,51
遊びの角度　50
遊びの範囲　110
圧下　15,107
圧下移動に伴う副作用　103
Angle Ⅰ級　27
Angle Ⅰ級関係　10
Angle Ⅱ級　12
Angle Ⅱ級1類　24
Angle Ⅱ級1類抜歯症例　78
Angle Ⅲ級　12,28
Angle Ⅲ級抜歯症例　82

■い

インセット　57,75
移動量の適否　93
　1咬頭以上Ⅱ級　90
　1歯対2歯　9
18-8鋼　54
　Ⅰ級関係の達成　78

■う

受け口　24

■え

壊死　17
esthetic line　43

■お

オーバージェット　26
オーバーバイト　26
オープンコイル　71
オープン・コイルスプリング　66
オフセット　57,75
オフセット角　70

■か

下顎切歯の植立の安定性　103
下顎前突　95
下顎中切歯の移動予定位置　101
加強固定　20,99,100
拡大　67,113
可撤式保定装置　89
荷重の減衰　54
過蓋咬合　24
回転　15
回転モーメント　52
開咬　24
角型ワイヤー　48
顎間ゴム　67,86,98,99
顎関節症　3
顎態診断法　11
顎内ゴム　67
鑑別分類　43

■き

逆カーブ　61
臼歯のスペース・ロス　81
臼歯の植立方向の問題　96
狭窄歯列　24
頬舌的咬合　90
矯正歯科専門医　31
矯正治療の目的　1
矯正治療の終局的目標　1
矯正治療の存在価値　3
矯正力　18,22

索　引

矯正力の副作用　113

く

クローズド・コイルスプリング　66
クワドヘリックス　67
空隙歯列　24, 36
空隙歯列の処置　37
口許の良否　43

け

外科的矯正　27, 29
傾斜移動　15
傾斜移動力への対策　98
結紮強さ　111
犬歯カーブ　75
犬歯の移動量（CM）の算定　93
犬歯の遠心移動　76, 81, 83
犬歯の遠心移動（牽引）用弾線　64
犬歯の必要遠心移動距離　79
犬歯遠心移動の二つの方法　78
健康意識の啓発　6
健全な歯列と咬合　7
現状保持装置　87
gable bend　63, 98

こ

コイルスプリング　64
ゴムリング　67
固定　18, 100
固定歯　19
固定式保定装置　89
固定の基本　19
交叉ゴム　86
交叉咬合　24
咬合の鍵　11
咬合の観察対象　5
咬合の緊密化　77
咬合挙上の種類　102
咬合離開　99
咬頭嵌合　95
咬頭嵌合位　10
高位　97
硬線　54
硬線ワイヤー　54

合成ゴム　67
根尖移動　15
Co-Cr合金　54

さ

サード・オーダー・ベンド　61
作用距離　54
最終仕上げ　76
最小適正矯正力　55
三角　77
三角ゴム　86
Ⅲ級ゴム　86, 109
Ⅲ級関係の改善　82
Ⅲ級抜歯症例　83

し

シンチバック　64, 77
四角ゴム　77, 86
歯冠近遠心幅径　32
歯冠近遠心幅径の和　14
歯冠長軸　46
歯冠崩壊　91
歯根の植立方向　110
歯根表面積　18
歯周疾患　30
歯槽骨の水平吸収　91
歯体移動　15
歯列弓の拡大　67
歯列弓弧長　41
歯列の石膏模型　40
歯列の前方拡大　114
歯列の側方拡大　113
持続力　23
初期移動　16
初期のレベリング　79
初診時の観察　39
初診時の問診　39
小リング　67
硝子様変性帯　17
上下顎犬歯の対咬関係　11
上下顎正中の一致　78
上下顎第一大臼歯間の対咬関係　11
上顎前突　94
上顎第一大臼歯の位置　33

129

上下ゴム　77
上下赤唇部の共通接線（Ls-Li line）　44
植立方向　97
唇舌的な根尖移動力　50
唇側へのあおり力　101

■ す

スタンダード・ブラケット　47
ステンレス系ワイヤー　70
ストッパー　56, 73
ストップ・ループ　77, 80, 108
ストレート・ワイヤー法　74
スピー・カーブ　61
スペース・ロス　83
スロット　46
スロットとワイヤーの間の「遊び」　110
スロットのアンギュレーション　105
スロットのトルク角　105
スロットの上下的位置　53
スロットの役割　47
水平ループ　56, 60
垂直ゴム　86
垂直ループ　60

■ せ

セカンド・オーダー・ベンド　51, 59
セクショナル・アーチ　65
正常咬合　7
正常咬合の要件　7
正中の改善　79
正中離開　111
整直　15, 98
切歯群の後方への牽引　80
切歯群の後方移動　76, 84
接触滑走　10
接触摩擦　48
接着場所の不十分　103
舌習癖　91
舌側弧線　72
舌動態　30
穿下性骨吸収　17
潜在患者　5
前歯部歯槽の厚み　91
前方接触滑走　10

■ そ

咀嚼様閉開口運動　10
早期脱落　91
相互牽引　100
相反固定　20
側方接触滑走　10
叢生の種類　30
叢生歯列　24
叢生度　90
側方偏位　91
側貌外形線　45

■ た

タイバック　64
タイバックループ　61, 78, 101
たわみの量　55
大臼歯の近心移動　84
大臼歯の前方移動　84
大臼歯用既製バンド　69
第一大臼歯の遠心移動　33
第一大臼歯の近心転位　33
第二大臼歯の抜去　33
第三大臼歯　33
単純固定　20
断続力　23

■ ち

チェーン・タイプゴム　67
チタン系ワイヤー　70
チューブ　46, 70, 101
治療期間の短縮　35
中断力　23
直接性骨吸収　17
Ti-Mo 合金　54
tie back loop　61

■ て

ティップ・バック　107
ティップ・バック・ベンド　59
出っ歯　24
低位　97
挺出　15, 99
挺出力　108

索　引

適正な矯正力　22, 55

■ と

トーイン　57, 70
トルク　62, 74, 95, 96
トルク角　106
トルク付スロット　109
トルク付ブラケット　51
トルク力　50
頭蓋の構成　44
頭部X線規格写真　42

■ な

斜めゴム　86
軟線　54
軟線ワイヤー　54

■ に

乳臼歯の歯冠崩壊や早期脱落　33
II級ゴム　86, 108
II級関係の改善　79
II級1類抜歯症例　81
Ni-Ti合金　54

■ ね

ねじり（トルク）　50, 51, 61

■ は

バイトチェック　40
バッカルチューブ　71
バッハ・タイプのリンガルアーチ　72
バヨネットベンド　52, 57
パラタルアーチ　72
パラタルバー　101
パワーアーム　70
歯の圧下　107
歯の移動　15
歯の整直　98
歯の整直用弾線　64
歯の動揺　15
歯の幅径の総和　41
排列スペース　36
排列スペースの不足　36
排列スペース不足の解消法　37

抜去歯の選択　27
抜歯空隙の「ロス」　20
抜歯空隙の利用過誤　94, 95
抜歯治療の必要性　79, 82
反対被蓋の改善　82

■ ひ

被移動歯　19, 100
被蓋状態の修正　78

■ ふ

ファースト・オーダー・ベンド　51, 57
フック　56, 108
ブラケット　46, 69, 103, 109
ブラケットの近遠心的位置・方向の不良　106
ブラケットの上下的位置・方向の不良　106
ブラケットの接着位置　104
ブラケット間距離　56
ブラケット接着の位置と方向の不良の影響　97
プッシュバック法　76
プルバック法　76
プレアジャスタブルブラケット　54
プレアジャスタブル・ブラケット　58, 69
プレーン・アーチ　57
不十分な接着場所　103
不正咬合のあり方　4
不正咬合の種類　4
不正咬合の発現頻度　4
不適切な矯正力　22
不動固定　18
太いワイヤー　54

■ へ

ベースの厚さ　74
ベッグの保定装置　88

■ ほ

ホールディングアーチ　72, 101
ホーレー保定装置　88
ポリウレタンゴム　67
保定　87
保定の期間　87
保定装置　88
細いワイヤー　54

■ま

マルチブラケット装置　46
摩擦抵抗　22, 49
丸型ワイヤー　48
Mulligan の生体力学　62, 63

■も

模型の計測　41

■ゆ

ユーティリティ・アーチ　107

■よ

要矯正治療者　5
要矯正治療人口の推定　5
3/4 咬頭以上 III 級　91

■り

リップバンパー　73

■リトラクション・ループ　60, 76
リンガルボタン　103
リンガル・ボンデッド・リテーナー　88
両顎前突　24

■る

ループ　56

■れ

レベリング　76, 77
連続結紮　100, 101, 112

■ろ

ローテーション・スプリング　65

■わ

ワイヤーの滑走　47
ワイヤーの屈曲位置の違い　62

【著者略歴】
山内 和夫
(やまうち かずお)

1929 年　大阪市に生まれる
1955 年　大阪大学歯学部卒業
1966 年　歯学博士（大阪大学）
1968 年　大阪大学助教授（歯科矯正学）
1968 年　広島大学教授（歯科矯正学）
1974 年　日本矯正歯科学会理事
1980 年　広島大学歯学部付属病院長
1982 年　全国歯科矯正学教育審議会会長
1988 年　広島大学歯学部長
1992 年　日本矯正歯科学会会長
1993 年　広島大学名誉教授
1996 年　日本矯正歯科学会名誉会員・指導医
2000 年　広島歯科技術専門学校校長（〜2006 年）

やってみよう矯正歯科治療　　　ISBN987-4-263-44123-7

2001 年 7 月 15 日　第 1 版第 1 刷発行
2019 年 6 月 1 日　第 1 版第 9 刷発行

著　者　山　内　和　夫
発行者　白　石　泰　夫
発行所　医歯薬出版株式会社

〒113-8612　東京都文京区本駒込 1-7-10
TEL. (03)5395-7638(編集)・7630(販売)
FAX. (03)5395-7639(編集)・7633(販売)
https://www.ishiyaku.co.jp/
郵便振替番号 00190-5-13816

乱丁，落丁の際はお取り替えいたします　　印刷・あづま堂印刷／製本・愛千製本所
Ⓒ Ishiyaku Publishers, Inc., 2001. Printed in Japan

本書の複製権・翻訳権・翻案権・上映権・譲渡権・貸与権・公衆送信権（送信可能化権を含む）・口述権は，医歯薬出版(株)が保有します．
本書を無断で複製する行為（コピー，スキャン，デジタルデータ化など）は，「私的使用のための複製」などの著作権法上の限られた例外を除き禁じられています．また私的使用に該当する場合であっても，請負業者等の第三者に依頼し上記の行為を行うことは違法となります．

JCOPY　＜出版者著作権管理機構　委託出版物＞
本書をコピーやスキャン等により複製される場合は，そのつど事前に出版者著作権管理機構（電話03-5244-5088，FAX 03-5244-5089，e-mail：info@jcopy.or.jp）の許諾を得てください．